医療者のための
熱中症対策
Q&A

 編著 **三宅康史**
帝京大学医学部 救急医学講座 教授
帝京大学医学部附属病院 高度救命救急センター長

謹 告

本書に記載されている事項に関しては，発行時点における最新の情報に基づき，正確を期するよう，著者・出版社は最善の努力を払っております。しかし，医学・医療は日進月歩であり，記載された内容が正確かつ完全であると保証するものではありません。したがって，実際，診断・治療等を行うにあたっては，読者ご自身で細心の注意を払われるようお願いいたします。

本書に記載されている事項が，その後の医学・医療の進歩により本書発行後に変更された場合，その診断法・治療法・医薬品・検査法・疾患への適応等による不測の事故に対して，著者ならびに出版社は，その責を負いかねますのでご了承下さい。

■ 序文

残念ながら，暑い夏はまたやってくる。必ず……。

日本の夏はもはや猛暑が常態化している。そして，暑ければ熱中症になる人が増えるのは当然といえる。さらに悪いことに，熱中症重症化の大きなリスクファクターである高齢化，貧困化，孤立化は，日本国内で徐々にではあるが確実に進行している。

平成最後となった2018年の夏は近年になく暑かった。総務省消防庁発表の熱中症患者救急搬送数（本書第1章 Q6 p.22の図1①）などの数字を見れば，2018年がいかに酷暑であったかがよくわかるだろう。

しかし，だからといって「夏は部屋にこもって冷房の中で過ごそう」「真夏の部活動はすべて休ませよう」「危険だから屋外作業は全面中止」などとなっては，暑さに強い身体作りも，スポーツ能力の向上や夏季の大会での好成績も望めなくなるし，そもそも夏季の経済活動そのものが成り立たなくなる。ひいては有意義な人生を送ること自体が難しくなってしまうだろう。

では，猛暑日や熱帯夜でも熱中症にならず，安全かつ効率的に部活動や肉体労働に勤しむためにはどうすればよいのだろうか……？　その答えが本書の中にある。

本書の最大の特徴は，熱中症に関連する情報を一から十まで，専門的な内容（医療者目線）と平易な文章（一般人目線）を組み合わせて記載している点である。執筆をお願いした先生方には，医療関係者以外の方々にもスラスラ読めるように，医学的・専門的な内容を平易な言葉で記載頂くようお願いしてある。Q＆A形式で，興味のあるところ，気になるところから読んでも十分理解が深まるような構成になっているのもポイントである。

医療従事者の方々には，最新のエビデンスを取り込みつつ診断・治療・予防指導などを行うためのテキストブックとして。教師や養護教諭，スポーツ指導者，企業の安全管理者など現場で指導する立場の方々には，各現場で早期発見，応急処置，予防のための環境整備やプログラムの調整，活動当日の危険性を予測するためのマニュアルとして。さらに，報道関係者や行政職の方々には，熱中症そのものを知るための，本邦における基礎情報，最新の疫学的情報源として，ぜひ本書をお役立ていただきたい。

繰り返しになるが，2018年のような暑い夏はまた必ずやってくるのである。準備を怠りなく。

帝京大学医学部 救急医学講座 教授，帝京大学医学部附属病院 高度救命救急センター長　三宅康史

目次

第1章 熱中症の概要：疫学・メカニズム　　2

- **Q1** 熱中症はなぜ起こるのでしょうか？　　2
- **Q2** 熱中症のリスクが高い気象条件はありますか？　　6
- **Q3** 熱中症による死亡例にはどのような特徴がありますか？　　10
- **Q4** 熱中症ではなぜ塩分（ナトリウム：Na）補給が重要なのでしょうか？　　13
- **Q5** 最近の日本における熱中症の特徴にはどのようなものがありますか？　　18
- **Q6** 最近の日本における熱中症の実態調査はどのように実施されているのでしょうか？　　21
- **Q7** WBGTとは何ですか？　　26

第2章 熱中症の診断と管理・治療　　36

- **Q8** 熱中症で入院が必要なのはどういう状態ですか？　　36
- **Q9** 熱中症の診断に役立つ特徴的な症状を教えてください　　39
- **Q10** 熱中症との鑑別で注意すべき疾患は？　　42
- **Q11** 熱中症による後遺症について教えてください　　45

第3章 標準的な啓発・指導・予防対策　　48

- **Q12** 冷房の設定温度は何度にすべきですか？　　48
- **Q13** 熱中症予防にどのような食生活が有効ですか？　　51
- **Q14** 水分補給に適した温度はありますか？　　54
- **Q15** 水だけで水分補給を行うのは危険ですか？　　56
- **Q16** 暑い環境に出る前にはどのような点に注意すべきですか？　　58
- **Q17** 冷房や避暑によって涼しさに慣れてしまうと熱中症のリスクは上がりますか？　　62
- **Q18** 夜間でも熱中症になりますか？　　64

第4章 急性症状出現時の対応　　70

- **Q19** 注意すべき初期症状としてどのような特徴がありますか？　　70

Q20	熱中症を疑ったときに，まず行うべき応急処置の手順・方法を教えてください	74
Q21	救急車を呼ぶべき状態は？	76
Q22	意識がない場合はどのような対応が必要ですか？	78
Q23	常備しておくべき物品や薬剤にはどのようなものがありますか？	80
Q24	効果的な冷却の仕方を教えてください	84
Q25	冷却の目安時間や目標温度はありますか？	88
Q26	血管内冷却カテーテルによる深部冷却は急性期の治療手段として有効ですか？	90

第5章 高齢者への対応　　92

Q27	高齢者の熱中症の予後について教えてください	92
Q28	高齢者施設でケアするときの注意について教えてください	98
Q29	基礎疾患のある高齢者の水分摂取について注意すべき点，経口摂取できない高齢者への対応を教えてください	102

第6章 合併症を持つ患者への対応　　106

Q30	熱中症にはどのようなリスクファクターがありますか？	106
Q31	熱中症との合併で注意すべき疾患はありますか？	111
Q32	食事制限がある患者ではどのような対策が必要ですか？	114
Q33	熱中症に特に注意が必要な薬剤はありますか？	116

第7章 小児・学校現場への対応　　118

Q34	成人と小児で熱中症のなりやすさは違うのでしょうか？	118
Q35	乳幼児の熱中症対策について特に注意すべき点はありますか？	122
Q36	学校の屋外行事を中止する基準はありますか？	124
Q37	屋内の活動でも熱中症は起こりますか？	126
Q38	プールでも熱中症は起こるのでしょうか？	128
Q39	乳児の水分補給はミルクや母乳だけでよいのでしょうか？	130

第8章　スポーツ現場での対応　132

- **Q40** 運動の禁止はどのような基準で判断すべきですか？　132
- **Q41** 運動中の水分補給はどのように行うと効果的ですか？　136
- **Q42** 夏季に大会やイベントを行う場合にはどのような対策が必要ですか？　140
- **Q43** 特に熱中症のリスクが高い競技はありますか？　144
- **Q44** パラ競技の指導では特別な配慮が必要ですか？　148
- **Q45** 夏季の運動はどのような服装で行うべきですか？　150

第9章　労働現場での対応　154

- **Q46** 屋外作業時はどのような点に注意が必要ですか？　154
- **Q47** 冷房が効いた屋内の作業であればリスクはありませんか？　158
- **Q48** 熱中症は労災として認定されますか？　160
- **Q49** 労働現場での熱中症対策で特に注意すべき点は何ですか？　163
- **Q50** 労働現場での熱中症は中・高年者に多いのでしょうか？　166
- **Q51** 事業所に義務づけられている熱中症対策はありますか？　168
- **Q52** 職場で備えておくべき設備や立てるべき予防策にはどのようなものがありますか？　171

第10章　患者からのよくある質問　176

- **Q53** 暑い日の校外活動で熱中症を予防するにはどうしたらよいでしょうか？　176
- **Q54** 熱中症が心配される時期にはどのような服装をすべきですか？　178
- **Q55** 熱中症予防のために乳幼児の服装で気をつけるべきことはありますか？　185
- **Q56** スポーツ時の熱中症予防にコンプレッションインナーは効果的なのでしょうか？　188
- **Q57** 外出中に熱中症と思われる状況に陥った場合に，救急車を呼んでよいのか悩みます　192

索引　194

topics

世界的な異常気象と熱中症	32
熱中症と行政の対応	68
症例検討：剣道の練習中に熱中症で倒れ死亡した17歳の男子高校生	72
在宅医療現場の熱中症	96
熱中症予防啓発活動への取り組み：「熱中症ゼロへ」プロジェクト	105
JAFによるミニバン（条件別）の炎天下での車内温度の変化	121

collumn

冷夏や冬にも熱中症患者が発生するのか	9
水，スポーツドリンク，経口補水液の使い分けは	17
熱中症になりやすい人とは	31
筋肉痛と筋痙攣	41
熱中症における長期的な影響	47
熱中症で水中毒になる？	53
経口補水液が飲めない場合はどうするか？	75
救命救急センターでの重症例に対する治療の流れ	83
熱中症の最新情報収集に役立つWebサイト	101
肥満は熱中症のリスクになるのか？	113
頑固な筋痙攣の対処方法	135
暑熱順化とは？	139
オリンピック・パラリンピックに向けての熱中症対策	152
屋外競技場に家族でスポーツ観戦に行く前にできる熱中症対策は？	153

執筆者一覧

三宅康史	帝京大学医学部 救急医学講座 教授, 帝京大学医学部附属病院 高度救命救急センター長
清水敬樹	都立多摩総合医療センター 救命救急センター長
藤田　基	山口大学大学院医学系研究科 救急・総合診療医学講座 助教
小田泰崇	山口大学大学院医学系研究科 救急・総合診療医学講座 准教授
神田　潤	帝京大学医学部 救急医学講座 助手, 帝京大学医学部附属病院 高度救命救急センター
垂水庸子	昭和大学病院 救急診療科 助教
西　竜一	帝京大学医学部 救急医学講座, 帝京大学医学部附属病院 高度救命救急センター
渡辺太郎	国立成育医療研究センター 集中治療科
小島直樹	公立昭和病院 救命救急センター 担当部長
中村俊介	独立行政法人労働者健康安全機構横浜労災病院 救急科 部長
薩本弥生	横浜国立大学 教育学部 教授
登内道彦	一般財団法人気象業務支援センター 振興部 振興部長
中村梨絵子	環境省 大臣官房環境保健部環境安全課 課長補佐

この本の使い方

【想定する読者と効果的な使い方】
- 医療従事者の方々：
  最新のエビデンスを取り込みつつ診断・治療・予防や患者への指導などを行うためのテキストブックとして
- 教師や養護教諭，スポーツ指導者，企業の安全管理者，現場監督，介護職員など現場で指導する立場に当たる方々：
  各現場で早期発見，適切な応急処置を行うための，また，予防のための環境整備やプログラムの調整，活動当日の熱中症の危険性を予測するためのマニュアルとして
- 熱中症の報道を担うマスコミ関係者，熱中症予防に関与する行政職の方々：
  熱中症そのものを知るための，本邦における基礎情報，最新の疫学的情報源として

【本書の特徴】
- 本書は熱中症の基礎知識から，重症度の見分け方，予防法，医療機関での診断や最新の集中治療，場面に応じた熱中症の特徴とそれに合わせた予防法，さらには服装の最新科学まで，関連する情報を余すところなく網羅し，専門的な内容（医療者目線）と平易な文章（一般人目線）を組み合わせて記載しています
- Q&A形式になっているので，興味のあるところ，気になるところからピンポイントで読んでも十分理解が深まるような構成になっています．時間のない方は，まず各Questionの冒頭にまとまっているAnswerにササッと目を通してみてください
- 難しい単語の解説や参照ページ，参照先のURLなどは右の欄外に"解説"として掲載しています．適宜ご参照ください
- 関連する情報はtopicsやcolumnなどとして随時掲載．熱中症に関する知識の泉が広がるように工夫しています
- ある程度時間のある方，しっかり熱中症について学びたい方は，次のページより始まるQ1から順を追って読み込んでいけば，読み終える頃には熱中症の専門家と言えるほどの知識を身に付けることができます

第1章 熱中症の概要：疫学・メカニズム

Q1 熱中症はなぜ起こるのでしょうか？

A → 長時間にわたり暑い，あるいは蒸し暑い環境にいたり，さらにその環境下で筋肉運動を続けたヒトは，体内に熱が溜まって高体温となり，大切な臓器が高温に晒されるとともに，体内の水分が減ってしまい栄養や酸素を運び込む血液の流れが悪くなっていろいろな不都合が生じます。熱中症は生命維持に大切な重要臓器の高体温と虚血によって起こる体調不良のことなのです。

ヒトの体温調節

- 恒温動物であるヒトは深部体温を37℃前後にキープしている。この体温が，体内で生命維持や生存活動のためにさまざまな働きをしている細胞1つ1つの酵素の働きを最も活発にさせる温度だからである。変温動物では体温が下がると，各細胞の酵素活性が低下し体が動かなくなるので，気温が上がるまで待つか日光で体を温めるしかなくなる。
- ヒトの体内で生命維持活動に付随して発生する余分な熱は血液に移され，心臓のポンプ作用によって体表に広がる毛細血管で冷やされ，冷えた血液がまた体深部へ戻っていくことで，体温上昇を抑制している。
- 熱い血液が体表に広く分布し，最大限に拡張した毛細血管に入り，表皮を通して空気中に熱を移すことを放射または放熱 (radiation) という。暑くなると体が赤くなるのはこのためである。気体（空気中）ではなく，固体（氷）や液体（流水）に熱を移して体を冷やすことを伝導 (conduction)，発汗の蒸発によって気化熱を奪って熱を奪うことを気化 (evaporation) と呼ぶ。放射または放熱より伝導，気化のほうが放熱効率は圧倒的に高い。さらに対流 (convection)，すなわち風があると体周囲の（空気でも液体でも）断熱帯を取り除いて新たな冷えた空気や冷水に置き換えられ，汗の蒸発は進みいっそう効果的である（図1）。

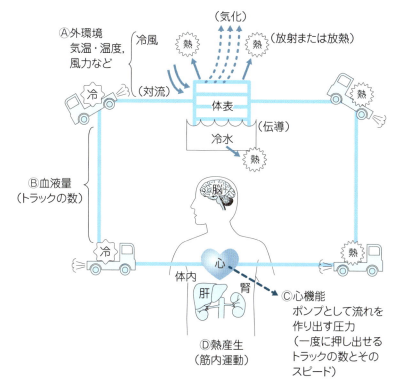

図1 ヒトの体温調節
ヒトの深部体温（中心温，芯温）は37℃程度に厳密に調整されている。体内で生命維持活動に付随して発生する熱は，血液（トラック）に移され，心臓のポンプ作用によって体表に広がる毛細血管で冷やされ，冷えた血液がまた体深部へ戻っていくことで，体温上昇を抑制している。Ⓐ外環境，Ⓑ血液量（トラックの数），Ⓒ心機能（トラックのスピード），そしてスポーツや肉体労働で発生するⒹ筋肉運動に伴う熱産生量が，体温調節にかかわる4大要素といえる

- ヒトの体温調節は，血管拡張や発汗，心拍数の上昇などは自律神経によって無意識に行われているが，暑さを不快に思い，窓を開けて空気を入れ換えたり，日陰に逃げ込んだり，服を脱いでうちわで扇いだり，冷水を飲んだりかぶるなど意識的に行うことも可能である。

体温が上昇する機序

- 図1のⒶ～Ⓓに次のa～dのような問題がどれか1つ，またはいくつかが積み重なると，徐々に体内に熱が溜まり，体温が上昇してくることになる。

a. 外環境が暑い，蒸し暑い，風がない，直射日光が強い，などにより体表に広がった血液を効率よく冷やせない
b. 大量の汗をかいたが，水分補給ができずに熱を運び出す血液量（トラック）が減少してしまった
c. 心筋梗塞や狭心症，弁膜症，不整脈など既往症があり，心拍数を増やしたり心収縮力を高めるといった心機能に負荷をかけられない（トラックのスピードを上げられない）
d. 休憩なしで筋肉運動を長く続けなければならず，熱産生がどんどん続いている

- 同時に体内水分量も減少して，体全体の血液の流れも悪くなる．脳，心臓，肝臓，腎臓，血液凝固系などの重要臓器が高体温に晒されることと，血流不全（循環障害）による臓器虚血が熱中症そのものである．逆に予防には，上記の①〜④のそれぞれにしっかり対応することがポイントとなる．

熱中症と発熱の違い

- 熱中症によって起こる高体温（hyperthermia）に似た病態として，感染症による発熱（fever）がある．
- 恒温動物では視床下部にある体温調節中枢で体温が設定されている．通常は，設定体温と測定体温（実際の体温）は同じである（図2a）．
- 感染症による発熱では，細菌やウイルスの出す毒素やそれに反応した白血球のケミカルメディエーターの刺激で脳での設定体温が上昇し，それに合わせて体温が上昇する（図2b：内的に制御された高体温）．発熱によって自分の体に負荷をかけつつも，侵入してきた細菌やウイルスにとっ

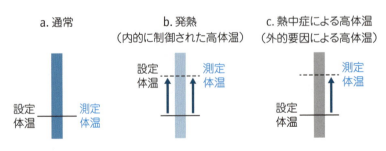

図2　発熱と高体温の違い

てはより過酷な環境にすることで，これらを撃退排除しようと試みるためである。
- これに対し設定体温は平熱のままで，冷却がうまくいかず，実際の体温が制御できずに上昇するのが熱中症による高体温（図2c）である。このような機序を知ることで熱中症は予防が可能な病態といえる。

―― 三宅康史

第1章 熱中症の概要：疫学・メカニズム

Q2 熱中症のリスクが高い気象条件はありますか？

A ➡ 熱中症の発生はそのほとんどが7月と8月です。気温（室温）が高いことが熱中症のリスクを高める最も大きな因子ですが，実際にはその環境の湿度の高さ，日射の強さ，風の弱さ，輻射熱なども影響します。また，同じ環境にいても熱中症を発症するか否かは，個体側の要因も大きく関与します。

熱中症が増える季節

- 全国の救急医療機関に6～9月に来院し治療を受けた熱中症患者数を重症度別に，2006～2012年までを2年おきに提示する（図1）。これは日本救急医学会が集計している症例登録のデータ（Heatstroke STUDY）であるが，各年それぞれ特徴があり，基本的に梅雨明けからお盆までが熱中症患者の搬送が最も多い。

気温（室温）以外の危険な気象条件

- わが国では，気象庁の協力を得て環境省が主導し，熱中症の予防を目的に暑さ指数（WBGT）を全国の11定点で実測した上で，840地点の実測推定値を公表しており，当日，翌日，2日後まで3時間ごとの暑さ指数予測値を熱中症予防情報サイトで提供している。これらを使って，当日活動する場所の熱中症発生の危険性を予測することに役立てることができる。
- 暑さ指数の詳細は別項（第1章Q7 p.26 図1参照）にゆずるが，その効果の重みは図2のように示される。これをみると，わが国で採用されている熱中症予防の指標は，気温よりも湿度が7倍も重大であることがわかる。これには意味があり，ヨーロッパなど諸外国のカラッとした夏と

WBGT
wet bulb globe temperature
湿球黒球温度
☞ 第1章 Q7 (p.26) 参照

熱中症予防情報サイト（環境省）
http://www.wbgt.env.go.jp/wbgt_detail.php

① 2006年6～8月（施設数66，症例数528）
この年は7月下旬に台風があり，この間の搬送数が減少した

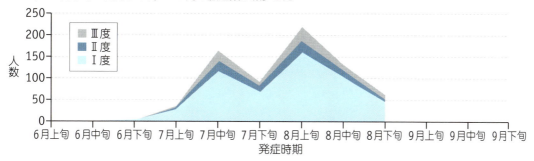

② 2008年6～9月（施設数82，症例数913）
典型的な発生パターンである

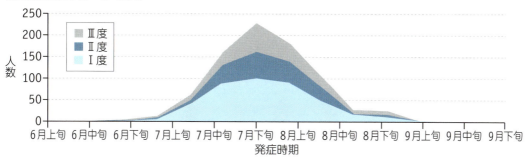

③ 2010年6～8月（施設数94，症例数1781）
この年は特に暑く，重症度が高い上に，9月まで残暑が続いたため症例数が非常に多くなった

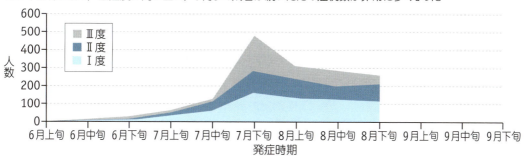

④ 2012年7～9月（施設数103，症例数2130）
2008年同様に典型的な発生パターンである

図1　6～9月の熱中症患者数の推移（重症度別）

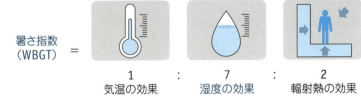

図2　WBGTの効果の重み

違って日本では梅雨から盛夏にかけて気温だけでなく湿度の高い日が多く，湿度が高いと最も有効な体を冷却する機能である気化の効果がなくなり，高くなった体温を下げることができなくなる。
- 特に自ら体を動かし筋肉運動によって体内で熱を継続して大量に産生しているアスリートや労働者は，気温，室温が低くても高湿度環境では汗がなかなか乾かず，休憩なし（熱産生を止める），水分補給なし（血流低下と冷水による直接冷却：伝導ができない）などの状況が重なると熱中症の危険性が高まる。

注意すべき気象条件

- 熱中症死亡者数（第1章Q3 p.10 図1参照）からみると，2010年は近年では圧倒的に危険な夏であった。図3は，2010年7～8月の総務省消防庁集計の重症度（死亡者数）を色で分別し熱中症患者救急車搬送数とその日の全国6都市の最高WBGT平均を日別に並べたものである。
- その特徴は，7月中旬の梅雨明け直後に最初の熱波が日本を襲いWBGTが急上昇，その数日後から熱中症搬送数が急激に上昇したというところにある。また，その後8月上旬，中旬に第2，第3の熱波が日本列島を覆っているが，搬送数，死亡者数とも7月中旬の第1波には及ばず，第3波以降9月まで熱波が居座り続けていたにもかかわらず，搬送数はだんだんと減少してきている。
- ここから，①梅雨明け直後に，急に真夏の暑さになると熱中症患者が急増すること，②ただしそれは熱波襲来直後ではなく，暑くなって4日目くらいから急激に搬送数が増えること，③第1波が最も重症例が多いこと，④第2波以降は重症度，症例数ともに減少していくことがわかる。
- ①～④の理由として，①は梅雨明け直後には暑さに慣れている人がまだ少ないため熱中症にかかりやすい，②は長い期間暑さが続いたため

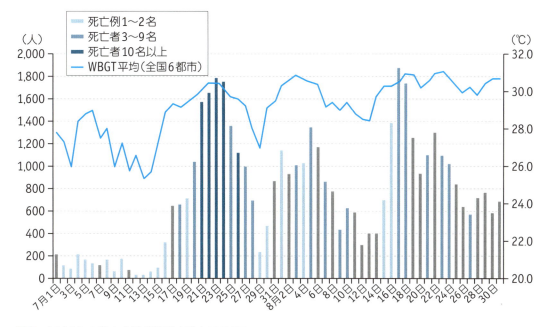

図3　2010年の熱中症患者搬送人数とWBGT

に，外出を控えている高齢者や障害者の過ごす屋内にも暑さが及んできて，室内の暑さ対策をしないと重症熱中症に陥ってしまう．③・④は徐々に暑さ慣れしてくる上に，最初の熱波で暑さ対策の準備ができて対処したり，互いに注意し合ったり，入院などによって暑熱環境下には熱中症にかかりにくい元気な人しかもう残っていない，などが考えられる．

〔三宅康史〕

column

冷夏や冬にも熱中症患者が発生するのか

基本的に熱中症患者の発生は6月から9月がほとんどである．ただ，最近は地球温暖化の影響もあり，春先や秋でもスポーツ，肉体労働者の熱中症（労作性熱中症）は発生している．冬期の熱中症は，そのほとんどが風呂に入っている最中に体調不良を起こして湯船から出られなくなってしまったケースや，飲酒後にサウナに入って体調を崩して意識をなくし発見が遅れたケースなどがみられる．

〔三宅康史〕

第1章 熱中症の概要：疫学・メカニズム

熱中症による死亡例にはどのような特徴がありますか？

→ 多くは非労作性（古典的）熱中症の高齢者であり，労作性熱中症の若年層はどんどん減ってきています。

わが国における熱中症による死亡者数の推移

人口動態統計の集計（図1）では毎年600～1,000人近くが熱中症により死亡しており，猛暑であった2010年には1,700人以上が犠牲になった。また，2018年6～9月の集計（速報値）では1,518件の死亡例が報告されており，2018年の夏が通常では考えられない酷暑であったことも如実に示されている。全国の病院・診療所を含む医療機関から提出されるレセプト

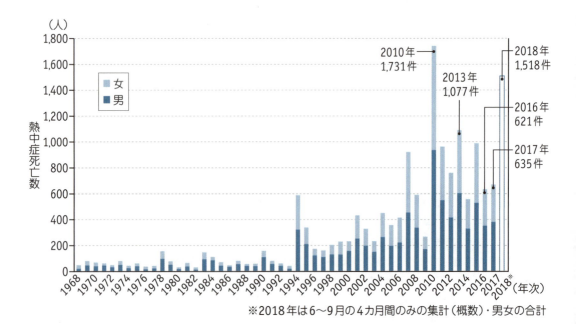

図1　熱中症死亡数の年次推移（1968～2018年）　　（人口動態統計をもとに京都女子大 中井らが作成）

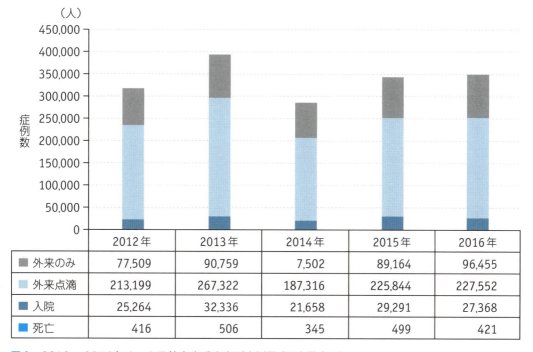

図2　2012〜2016年6〜9月熱中症重症度別症例数（死亡数含む）

（2012〜2016年のレセプトデータより筆者作成）

- データの集計からは，夏期4カ月間（6〜9月）で400〜500人程度が毎年入院後に亡くなっていることがわかる（図2）。
- 短期間で毎年これだけの死亡者が出ている事実は，「熱中症が"夏期の災害"である」と改めて認識させるに十分だといえる。図1のほうが数百人多い理由は，年間（夏期以外のサウナ，風呂での発生など）を通した集計であること，また受診をしていない検死例を含むことによると考えられる。

熱中症のPCPS適応

- 日本救急医学会「熱中症に関する委員会」が主導して行っている熱中症の全国調査（Heatstroke STUDY）の2012年度版（図3）[1]をみると，救急部門に搬送され熱中症を原因とする死亡のほとんどが24時間以内に起こっている。この結果から，死因は脳死や多臓器不全，敗血症ではなく，不可逆的な循環不全であると推定される。
- 熱中症の場合は熱と虚血による脳障害が重篤であることから，回復後の

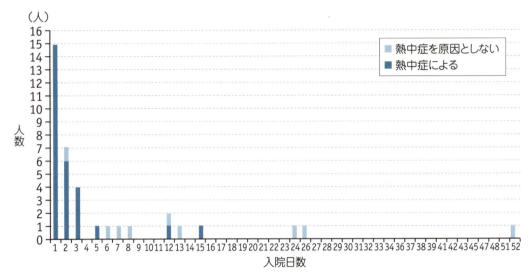

図3 入院死亡例の死亡日 （文献1より転載）

重篤な脳後遺症（場合によっては脳死）が避けられないためPCPS（経皮的心肺補助）の導入が避けられる傾向にある。低体温症による循環不全や致死性不整脈に対するPCPS適応と（低体温によって脳波はむしろ保護されている）の大きな違いはここにある。

PCPS
percutaneous cardio-pulmonary support
経皮的心肺補助

文献

1) 日本救急医学会 熱中症に関する委員会：熱中症の実態調査―日本救急医学会―Heatstroke STUDY 2012 最終報告―. 日救急医会誌, 2014；25：846-862.

〔三宅康史〕

第1章 熱中症の概要：疫学・メカニズム

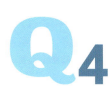

熱中症ではなぜ
塩分（ナトリウム：Na）補給が
重要なのでしょうか？

➡ 暑熱環境でスポーツや肉体労働など体を動かす場合，体温の上昇を抑えるために大量の汗をかきますが，汗には水（H_2O）だけでなく塩分（ナトリウム：Na）も多く含まれています。大量の汗をかいて水と塩分の両方を失っているのに，水だけの補給では体内の塩分量が不足して体液（塩分）が薄まってしまい，さまざまな不具合が生じます。そのために塩分の補充も大切なのです。

体内の水分量と塩分

- ヒトが1日に供給される水分量は，経口摂取（70kg体重で食事から500mL，飲水で1,600mL）と体内で産生される代謝水500mLの合計2,600mL程度である。一方，体外への喪失量は，尿から1,500mL，皮膚と呼気（肺）からの不感蒸泄が500mLずつで計1,000mL，便中に100mLで合計2,600mL。水分バランスは差し引き0となるのが通常である。
- 経口摂取されたナトリウムやカリウムなどの電解質，エネルギーや体の構成成分となる溶質（デンプン，脂質，タンパク質，ビタミン類など）は分解されて腸管から吸収され，脳，肝臓を含む重要臓器に運び込まれる。もっと細かくいうなら，吸収できる程度まで分解された溶質が，腸管上皮細胞→間質→血管内→間質→臓器の細胞と運ばれていくのである。
- 一方，失われる不感蒸泄はほとんど水であり，不要物質の大部分（電解質，クレアチニン，尿素，非揮発性酸〈体内でできた酸性物質〉）は尿に溶かして排出する必要がある。正常の尿に含まれる組成内容を血漿と比較し**表1**に示す。尿中電解質に尿量（L）を乗じると尿中への喪失電解質総量が算出できる。

13

表1 血漿と尿の組成の比較

	血漿	尿	単位
Na^+	140〜150	50〜130	mmol/L
K^+	3.5〜5	20〜70	mmol/L
Ca^{2+}	1.35〜1.50	10〜24	mmol/L
HCO_3	22〜28	0	mmol/L
リン酸イオン	0.8〜1.25	25〜60	mmol/L
Cl^-	100〜110	50〜130	mmol/L
クレアチニン	0.06〜0.12	6〜20	mmol/L
尿素	4〜7	200〜400	mmol/L
NH_4^+	0.005〜0.002	30〜50	mmol/L
タンパク質	65〜80	0	g/L
尿酸	0.1〜0.4	0.7〜8.5	mmol/L
グルコース	3.9〜5.2	0	mmol/L
pH	7.35〜7.4	4.8〜7.5	($-\log_{12}[H^+]$)
浸透圧	281〜297	50〜1300	mOsm/kg

脱水と体液減少の違い

- ヒトが病的な状態に陥った場合に，急速に喪失しその補充が必要な主要な構成要素は，水と電解質（特にNa）である。
- 水は純水（H_2O）のことで，これを失うと脱水（dehydration）となる。具体的には，発熱，食欲低下，非労作性（古典的）熱中症，尿崩症などで，比較的ゆっくり進行することが多い。
- これに対し体液減少（volume depletion）とは，水＋電解質（＋各種溶質）で構成される体液そのものの減少であり，下痢，嘔吐，胸水・腹水貯留，消耗（重症敗血症，悪性腫瘍など），労作性熱中症などが起こる。失われる体液の多くは細胞外液である（**表2，図1**）。

表2 脱水と体液減少

dehydration（脱水）	volume depletion（体液減少）
・体内の水分（H_2O）減少 ・高Na血症 ・細胞内水分が細胞外へ ・細胞内脱水 ・徐々に進行	・体液全体（主に細胞外液）の喪失 ・Na正常〜低下 ・強い症状（出血，激しい下痢など） ・急性に進行

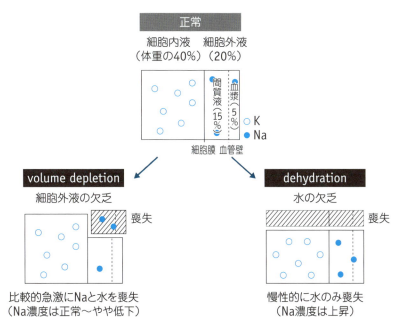

図1　体液と水分それぞれが体内で失われる場所

- 体液減少は比較的急速に起こることが多く，血管内容量が急激に減るため血圧低下，臓器虚血などバイタルサインを揺るがす重大な状況に陥りやすい。症状も急激かつ重症である場合があるので注意が必要となる。急速に大量の嘔吐，腸管からの吸収不全（下痢）や，発汗量＋不感蒸泄の増大などが生じた場合には，大量の水とともにNa，K，Clなどが相当量体外へ喪失する危険性がある。それらの組成は一般的に細胞外液と同等かそれより低張である。汗も通常は500mL/日であるが，熱中症など暑熱環境下では1日あたり最大で15Lまで分泌可能であり，そのなかの電解質（ナトリウム）量は相当量になる。

> **バイタルサイン**
> 血圧，脈拍数，呼吸数，意識レベル，体温など生命活動の状態を表す重要な所見のこと

塩分補給が必要なケース

- 脱水の場合には経口的に水，お茶などの補給か，点滴の場合には5%ブドウ糖液で補充するのが基本である。
- 一方，体液喪失では，おおよその喪失電解質を知るには，尿中電解質に尿量(L)を乗じることで，その日1日の失った電解質総量をおおよそ表すことができる。したがって，翌日までに同量の水分，電解質を食事＋水分補給（または経口補水液やスポーツドリンク），経口的に摂取が無理な

場合には点滴で補充すれば必要な水，電解質量は維持される．冷やして使用する場合には，水，電解質の補充だけでなく体を冷やす効果も期待できる．実臨床では，多くの症例で脱水と体液減少が両方混在している．

> **重要 Memo**
>
> **汗，消化液などの体液の電解質組成**
>
> 分泌される各種消化液の組成を汗，髄液とともに**表3**に示す．消化液は合計7〜8L分泌されるが，通常そのほとんどは消化管内で再吸収される．それが下痢や嘔吐になれば体外に大量に失われることになる．外傷や消化管出血では血液そのものが失われ，出血だけでなく開放創からは大量の滲出液も出てくる．発熱や運動，労働に伴う発汗は，水とともにNaを喪失することになる．
>
> **表3 消化液の電解質組成**
>
> | | 分泌量
（mL/日） | 電解質（mEq/L） | | | |
> |---|---|---|---|---|---|
> | | | Na^+ | K^+ | Cl^- | HCO_3^- |
> | 唾液 | 1,500 | 9 | 25 | 10 | 10〜15 |
> | 胃液 | 2,500 | 60 | 9 | 85 | 0〜14 |
> | 膵液 | 700 | 140 | 5 | 75 | 121 |
> | 胆汁 | 500 | 145 | 5 | 100 | 40 |
> | 小腸液 | 3,000 | 110 | 5 | 100 | 31 |
> | 水溶性下痢便 | 500〜8,000 | 50〜100 | 20〜40 | 40〜80 | |
> | 小児下痢便 | 500 | 80 | 40〜80 | 50 | |
>
> ちなみに　汗　　Na^+ 30〜50　　K^+ 5　　Cl^- 45〜55
> 　　　　　髄液　Na^+ 145　　　K^+ 3　　Cl^- 113（細胞外液に近い）

三宅康史

column

水，スポーツドリンク，経口補水液の使い分けは

表1にWHO推奨の経口補水液組成，3号液（維持液），スポーツドリンク，市販の経口補水液の組成を，血液，汗の標準的な組成とともに示す。

高齢者が暑い屋内に数日間いることで生じる非労作性（古典的）熱中症では，ナトリウムの喪失はそれほどでもなく，水の喪失が中心なので水の補充だけでよい。ただ，食欲不振などで食事（栄養，ナトリウムを含む電解質など）が十分でない場合には，エネルギーとしてのブドウ糖やナトリウムを含む電解質の補充が必要となる。ここ数日間の生活歴，体重減少の程度などを参考にする。一方で，スポーツ，肉体労働など暑熱環境で大量の汗をかきながら筋肉運動を続けている場合（労作性熱中症）には，汗に含まれるナトリウムとともに水，そしてエネルギー源としてブドウ糖を含むスポーツドリンクが推奨される。経口補水液はスポーツドリンクに比べ糖分が少なめで，ナトリウムが多めであるため，これから暑熱環境で長時間の筋肉運動を行う場合に勧められる。また痛んだ腸管でも吸収がよいので，大量を一度に飲むよりも少量ずつ1日かけて500～1,000mLを補充するような場合にも勧められる。高齢者の慢性的な水，電解質不足などのケースでも毎日少量ずつ飲む習慣にしてもよい。

表1 ORS，補液，スポーツドリンクの成分

区分	Na (mEq/L)	K (mEq/L)	Cl (mEq/L)	炭水化物 (g/L)	浸透圧 (mOsm/L)
WHO 2002年	75	20	65	13.5	245
3号液 輸液	35	20	30	34	200
スポーツドリンク	21	5	16.5	67	326
経口補水液	50	20	50	25	270
血液	135	3.5	105		290
汗	10～70	3～15	5～60		

（日本救急医学会：熱中症診療ガイドライン2015．CQ5より転載）

三宅康史

第1章 熱中症の概要：疫学・メカニズム

Q5 最近の日本における熱中症の特徴にはどのようなものがありますか？

A ➡ わが国における熱中症は，高齢者男女，中壮年男性，若年男性の3つのピークがあり，それぞれ日常生活中（古典的熱中症），肉体労働中，スポーツ中（労作性熱中症）に発生しています。啓発が進んだことで仕事やスポーツ中の重症例はかなり減少しており，死亡者の大部分は高齢者です。

3つのピーク

- 2017年夏の日本救急医学会「熱中症に関する委員会」が行った全国調査の結果から，熱中症で入院となった患者を年代別，発生状況別に集計したものを図1に示す。2006年から継続的に行われてきているHeatstroke STUDYのこれまでの結果と同様に，10代の発症ではスポーツが，40代以降の中壮年では肉体労働が，そして，日常生活では60代以降の高齢者の発症が圧倒的に多いことがわかる。

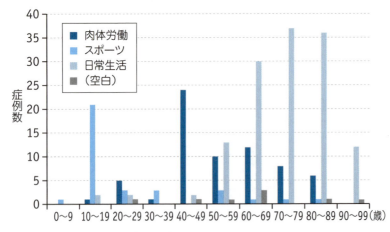

図1　熱中症入院例の年齢層別発生状況
（日本救急医学会Heatstroke STUDY 2017より作成）

- これに男女別の年代別発症数を示す図2を重ねると，10代のスポーツは男子のほうが女子よりも多く，中壮年の肉体労働では男性が大部分を占めていることが見てとれる。これはスポーツ，特に肉体労働では男性が従事している率が高いことが関係している。
- そして高齢者になるほど女性の割合が多くなってくるのは，高齢者全体の人数では女性の割合自体が高くなることが影響している。また，日常生活中に発症する熱中症（古典的熱中症）は，環境の影響に加え，高齢そのものが大きく影響していて，性差はあまり関係していないことがわかる。

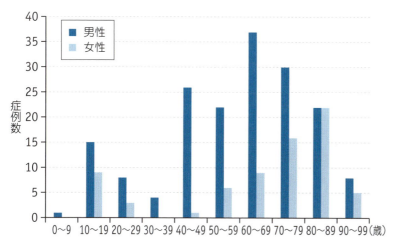

図2　熱中症の男女別年齢層別入院数

（日本救急医学会Heatstroke STUDY 2017より作成）

年齢層別の死亡例の検討

- 京都女子大名誉教授の中井誠一氏が，死亡診断書や死亡検案書などの死亡小票を人口動態統計から集計し，熱中症を原因とする死亡者数を調査した結果を図3に示す。
- 死亡者の年齢層別割合（死亡者数は第1章Q3 p.10 図1参照）では，最近，65歳以上の高齢者の割合がどんどん高くなっている。高齢者が熱中症で重症化し死亡にまで至るケースが多いことは，暑さに対する感受性の鈍化，体内水分量や発汗能力の低下，熱中症を重篤化させる心疾患，糖尿病，精神疾患，脳卒中後遺症などの既往が増えることなどが挙げられている。
- 4歳以下，5〜19歳，20〜44歳，45〜64歳の割合は減り続けており，

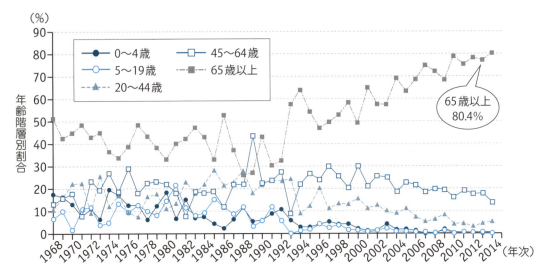

図3 熱中症死亡数の年齢階層別割合の年次推移

（環境省：熱中症環境保健マニュアル2018より転載）

　熱中症による死亡者数の推移が年間500～1,000人程度であることを考慮に入れると，20歳未満の死亡者が年間数人程度にまで抑制されてきていることがわかる。この理由には，文部科学省，厚生労働省，環境省などの注意喚起や指導だけでなく，体育，学校行事，学外活動，クラブや部活動などを指導・監督するスタッフ（教師やコーチ，監督ほか）がイベント中の熱中症予防に積極的に直接関与していること，本人や保護者の熱中症の危険性に対する啓発がかなり浸透していること，などが挙げられる。

三宅康史

第1章 熱中症の概要：疫学・メカニズム

Q6 最近の日本における熱中症の実態調査はどのように実施されているのでしょうか？

A → わが国における熱中症の調査としては，総務省消防庁が毎年5～9月まで救急車で搬送した熱中症傷病者数を翌週に公表しています。このほか，日本救急医学会が厚生労働省の支援を得て，入院した熱中症患者をFAXで登録し翌日に発表している熱中症患者即日登録調査や，レセプト情報から熱中症の診断で医療機関にかかったすべての患者のデータを集積・分析している調査もあり，それぞれの特性を活かして利用することが大切です。

熱中症による救急搬送状況

- 総務省消防庁の「熱中症情報：救急搬送状況」[1]では，毎年5月（かつては6月）～9月に救急車で医療機関へ搬送した症例のうち，搬送時に医療機関で医師が救急隊に渡す搬送票に"熱中症"関連の診断名がついた症例のデータを，全国の消防機関から集計し，翌週火曜に公表している。図1は2012～2018年の救急搬送人員数などだが，2018年夏がそれまでの夏に比べ圧倒的に搬送数が多かったことが明確に示されている（図1①）。
- ただ，重症度（死亡，重症，中等症）の割合は2015年と同等（図1②）で，年齢層別の症例の割合（図1③）も同様であった。暑い夏に症例数が増えるのはある意味当然であっても，重症例の割合が上がっていないことは特筆すべきといえる。
- このデータは救急車で搬送された全症例を集計し，公表される統計で，全国をカバーしており即時性も高い。一方で，救急車を呼んだ例のみであり，重症でも自ら医療機関へ行った例はカウントされず，逆に救急車が帰った後に実は熱中症ではなかったと判明した例や，重症度が変更になった例については，そのまま登録されることとなる。

熱中症情報：救急搬送状況
http://www.fdma.go.jp/disaster/heatstroke/post3.html

① 救急搬送人員数の年別推移（6〜9月）

② 初診時における傷病程度（構成比）

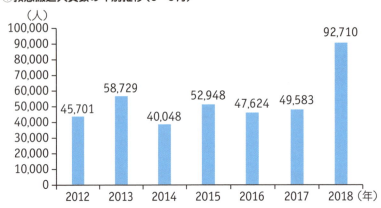

	初診時における傷病程度（人）					
	死亡	重症	中等症	軽症	その他	合計
2014年	55	787	12,880	25,967	379	40,048
	0.1%	2.0%	32.1%	64.8%	0.9%	100%
2015年	105	1,361	18,467	35,520	399	55,852
	0.2%	2.4%	33.1%	63.6%	0.7%	100%
2016年	59	981	16,242	32,696	434	50,412
	0.1%	1.9%	32.2%	64.9%	0.9%	100%
2017年	48	1,096	17,199	34,382	259	52,984
	0.1%	2.1%	32.5%	64.9%	0.5%	100%
2018年	160	2,061	30,435	62,158	323	95,137
	0.2%	2.2%	32.0%	65.3%	0.3%	100%

※2014年は6〜9月，2015〜2018年は5〜9月の搬送人員数

- 死亡：初診時において死亡が確認されたもの
- 重症（長期入院）：傷病の程度が3週間以上の入院加療を必要とするもの
- 中等症（入院診療）：傷病程度が重症または軽症以外のもの
- 軽症（外来診療）：傷病程度が入院加療を必要としないもの
- その他：医師の診断がないものおよび傷病程度が判明しないもの。その他の場所へ搬送したもの

※なお，傷病程度は入院加療の必要程度を基準に区分しているため，軽症のなかには早期に病院での治療が必要だった者や通院による治療が必要だった者も含まれる

③ 年齢区分（構成比）

	年齢区分（人）					
	新生児	乳幼児	少年	成人	高齢者	合計
2014年	4	359	5,622	15,595	18,468	40,048
	0.0%	0.9%	14.0%	38.9%	46.1%	100%
2015年	2	503	7,333	19,998	28,016	55,852
	0.0%	0.9%	13.1%	35.8%	50.2%	100%
2016年	4	482	6,548	18,150	25,228	50,412
	0.0%	1.0%	13.0%	36.0%	50.0%	100%
2017年	8	482	7,685	18,879	25,930	52,984
	0.0%	0.9%	14.5%	35.6%	48.9%	100%
2018年	8	967	13,192	35,189	45,781	95,137
	0.0%	1.0%	13.9%	37.0%	48.1%	100%

※2014年は6〜9月，2015〜18年は5〜9月の搬送人員数

- 新生児：生後28日未満の者
- 乳幼児：生後28日以上満7歳未満の者
- 少年：満7歳以上18歳未満の者
- 成人：満18歳以上65歳未満の者
- 高齢者：満65歳以上の者

図1　熱中症入院患者等発生情報　　　　　（文献1より作成）

熱中症入院患者等発生情報

- 日本救急医学会「熱中症に関する委員会」が2012年夏期から開始した熱中症患者即日登録制度は，当初から厚生労働省の科学研究費の助成を受けつつ，救急医療機関に来院し入院となった熱中症患者の情報を提供している。病院のFAXを使用して症例登録すれば，翌日には集計された全症例の詳細が，熱中症入院患者等発生情報として厚生労働省のホームページに公開される[2]。

- 図2～図4に2018年度のデータの一部を示す。2018年は7月中旬が最も熱中症入院例が増えたこと，高齢の男性が多く，発症は晴れた日中に多く，半分は屋内で発症していることが示されている。翌日には詳細が明らかとなり前日と比べられる上に，医師が診察後に熱中症と確定診

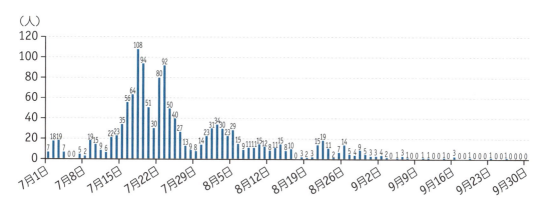

図2 2018年に報告された熱中症入院患者数（7月1日～9月30日） （文献2より転載）

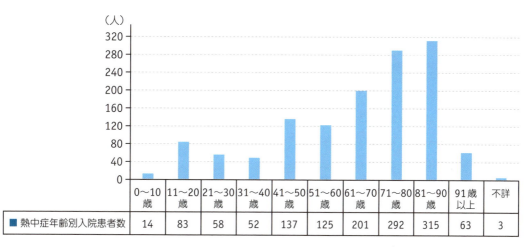

図3 2018年の熱中症年齢別入院患者数（7月1日～9月30日） （文献2より転載）

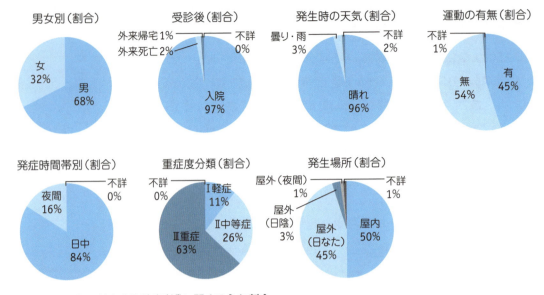

図4　2018年の熱中症入院患者※に関する主な割合
※ 外来診療により帰宅した患者を除いた来院熱中症患者

（文献2より転載）

断された例が登録されており，正確性は高い。ただ，登録に賛同し自施設での倫理審査にパスした医療機関だけが参加しているので，全国調査にはほど遠い。それは登録症例数の少なさからも明らかである。

診療報酬明細書を用いた熱中症データ

- 医療機関を受診すればすべての患者は最後に診療報酬明細書（レセプト）を受け取る。近年，その情報はすべて電子化され，厚生労働省がビッグデータとして管理している。
- 厚労省保険局総務課保険システム高度化推進室「レセプト情報等の提供に係る支援業務」としてレセプト情報の利用促進をはかる一貫として，筆者は2010〜2016年の間に医療機関を受診し，熱中症関連の診断のついた症例の詳細情報の提供を受けた。これを分析した結果の一部を図5と第1章Q3（p.10）の図2に示す[3)4)]。
- 比較すると2013年の受診者数が多く，また中でも高齢者の受診者数が非常に多い（特に80代，90代）。一方で乳幼児から大学生までが少ないのは，医療機関への受診する必要のない程度の軽症が多いと考えられる。温暖化，高齢化，孤立化，貧困化の進行にもかかわらず，入院数お

平成30年度 熱中症入院患者等発生情報
https://www.mhlw.go.jp/stf/seisakunitsuite/bunya/0000169949_00001.html

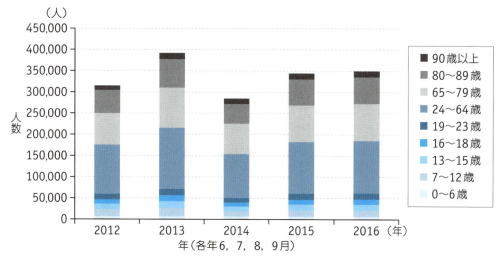

図5 2012〜2016年の6〜9月に医療機関を受診した熱中症患者数

（2012〜2016年のレセプトデータより筆者作成）

および死亡数（重症例）の割合に一貫した悪化傾向がないのは，危険度の認識や予防啓発の効果が上がっている証左と思われる。なお，発症の場面としては40代以降の中壮年では肉体労働が，60代以降の高齢者では日常生活での発症が圧倒的に多い。

文献

1) 総務省：熱中症情報：救急搬送状況．
   [http://www.fdma.go.jp/disaster/heatstroke/post3.html]
2) 厚生労働省：平成30年度 熱中症入院患者等発生情報．
   [https://www.mhlw.go.jp/stf/seisakunitsuite/bunya/0000169949_00001.html]
3) 三宅康史, 他：日医師会誌, 2015；144(3)：527-532．
4) 環境省：熱中症環境保健マニュアル2018．

〔三宅康史〕

第1章 熱中症の概要：疫学・メカニズム

Q7　WBGTとは何ですか？

A → 国際的に規格・採用されている夏季の暑さ，熱中症の危険度を測る方法（熱ストレスの評価指標）の1つで，日本の湿度の高い夏の気候の危険性をよく反映しており，特にスポーツや肉体労働など労作性熱中症の発生危険度を知らせる方法として現場で普及しつつあります。

WBGT（暑さ指数）の計測方法

- WBGTはwet-bulb globe temperature（湿球黒球温度）の略で，いわゆる「暑さ指数」のことである。
- **図1**に，WBGT（暑さ指数）算出法を示す。暑さ指数の単位は「℃」で，

WBGT（屋外）＝0.7×湿球温度＋0.2×黒球温度＋0.1×乾球温度
WBGT（屋内）＝0.7×湿球温度＋0.3×黒球温度

　　7　　　：　　2　　　：　　1
　湿度の効果　　輻射熱の効果　　気温の効果

○乾球温度：通常の温度計が示す温度。いわゆる気温のこと。
○湿球温度：温度計の球部を湿らせたガーゼで覆い，常時湿らせた状態で測定する温度。
　　　　　　湿球の表面では水分が蒸発し気化熱が奪われるため，湿球温度は下がる。空気が乾燥しているほど蒸発の程度は激しく，乾球温度との差が大きくなる。
○黒球温度：黒色に塗装された薄い銅版の球（中空，直径150mm，平均放射率0.95）の中心部の温度。周囲からの輻射熱の影響を示す。

図1　暑さ指数（WBGT）の算出　　　（環境省：熱中症環境保健マニュアルより転載）

屋内と屋外で計測法が異なる。
- 乾球温度（気温）よりも湿球温度（湿度）が7倍も係数が大きいのは，諸外国のカラッとした夏と違って，日本では梅雨から盛夏にかけて気温だけでなく湿度の高い日が多いからである。湿度が高いと，特に運動によって体温が上昇したときに最も有効な体を冷却する機能である気化の効果が低下してしまい，高くなった体温を下げることができなくなる。
- 自ら体を動かし筋肉運動によって体内で熱を継続して大量に産生しているアスリートや労働者は，気温や室温が高くても，大量にかいた汗が乾くことで体表を冷やす。しかし汗が乾きにくい高湿度環境では，休憩なし（熱産生を止められない），水分補給なし［血流低下で熱を体内から体表へは運び出せない，冷水による直接冷却（伝導）ができない］などの状況が重なると，熱中症の危険性が急激に高まることになる。
- また，黒球温度（輻射熱）からは，屋内・屋外とも周囲から熱が伝わる影響，たとえば隣家のコンクリート壁やアスファルト路面からの照り返しの影響もかなり影響してくることがわかる。測定値には現場での自然気流（風力）の影響がプラスされて，湿球温度では気化効率が，乾球・黒球温度でも放射（放熱）の効率がよくなり，それぞれの測定値は下がる。また測定する高さの基準点は0.5〜1.5mとされているが，これも高さによっては輻射熱の影響を大きく受ける。
- 図2に，その日の最高気温と最高WBGTで熱中症患者の発生率を比較したものを示す。最高気温では地域によって発生率が上下するが，最高WBGTではその上昇に従いスムーズに発生率も上昇しているのがわかる。WBGTのほうが暑さの指標となる要素が多く，より正確に熱中症発生の危険性を表せるといえる。

現場での活用法

- 日本生気象学会の「日常生活における熱中症予防指針」，日本スポーツ協会（前 日本体育協会）の「熱中症予防運動指針」，仕事の負荷量と暑熱順化の程度を考慮した厚生労働省労働基準局の「WBGT熱ストレス指数の基準値表（各条件に対応した基準値）」に，暑さ指数を指標とした熱中症の発生リスクと予防のための指針が示されている（表1〜表3）。
- これらを労働の現場監督やスポーツのコーチ，教師が当日の現場で利用することにより，熱中症発生危険度を推測し，休憩の質を高めたり水分

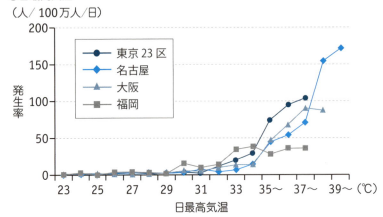

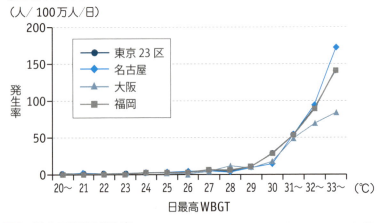

図2　熱中症患者の発生率　　（環境省：熱中症環境保健マニュアルより転載）

表1　日常生活に関する指針

温度基準 （WBGT）	注意すべき 生活活動の目安	注意事項
危険 （31℃以上）	すべての生活活動で起こる危険性	高齢者においては安静状態でも発生する危険性が大きい。外出はなるべく避け，涼しい室内に移動する
厳重警戒 （28〜31℃※）		外出時は炎天下を避け，室内では室温の上昇に注意する
警戒 （25〜28℃※）	中等度以上の生活活動で起こる危険性	運動や激しい作業をする際は定期的に充分に休息を取り入れる
注意 （25℃未満）	強い生活活動で起こる危険性	一般に危険性は少ないが激しい運動や重労働時には発生する危険性がある

※（28〜31℃）および（25〜28℃）については，それぞれ28℃以上31℃未満，25℃以上28℃未満を示します。

（文献2より転載）

表2 運動に関する指針

気温 (参考)	暑さ指数 (WBGT)	熱中症予防運動指針	
35℃以上	31℃以上	運動は原則中止	特別の場合以外は運動を中止する。特に子どもの場合には中止すべき。
31〜35℃	28〜31℃	厳重警戒 (激しい運動は中止)	熱中症の危険性が高いので、激しい運動や持久走など体温が上昇しやすい運動は避ける。10〜20分おきに休憩をとり水分・塩分補給する。暑さに弱い人※は運動を軽減または中止。
28〜31℃	25〜28℃	警戒 (積極的に休憩)	熱中症の危険が増すので、積極的に休憩をとり適宜、水分・塩分を補給する。激しい運動では、30分おきくらいに休憩をとる。
24〜28℃	21〜25℃	注意 (積極的に水分補給)	熱中症による死亡事故が発生する可能性がある。熱中症の兆候に注意するとともに、運動の合間に積極的に水分・塩分を補給する。
24℃未満	21℃未満	ほぼ安全 (適宜水分補給)	通常は熱中症の危険は小さいが、適宜水分・塩分の補給は必要である。市民マラソンなどではこの条件でも熱中症が発生するので注意。

1) 環境条件の評価にはWBGT(暑さ指数とも言われる)の使用が望ましい。
2) 乾球温度(気温)を用いる場合には、湿度に注意する。湿度が高ければ、1ランク厳しい環境条件の運動指針を適用する。
3) 熱中症の発症のリスクは個人差が大きく、運動強度も大きく関係する。運動指針は平均的な目安であり、スポーツ現場では個人差や競技特性に配慮する。
※ 暑さに弱い人：体力の低い人、肥満の人や暑さに慣れていない人など。

(文献3より一部改変)

補給を増やしたりするほか、予定を短くして早めに切り上げる、活動そのものを中止する、などの判断をくだすことが可能となる。

測定値はどのような方法で知ることができるか

- わが国では、熱中症の予防を目的に環境省が気象庁の協力を得てホームページで全国の約840地点のWBGT(暑さ指数)の実測推定値を公表している。この環境省「熱中症予防情報サイト」は、当日、翌日、2日後まで3時間ごとの暑さ指数予測値を提供しており、これらを使って、当日の近隣における活動時に、熱中症発生の危険性を予測することに役立てることができる。

環境省熱中症予防情報サイト
http://www.wbgt.env.go.jp/wbgt_detail.php

- スポーツ競技場や労働現場では、WGBTの簡易測定計を設置したり持ち込んだりして直接計測し、実測値とその後の変化により安全な大会の進行やプログラム、建築計画の変更などに役立てている。「WBGT　測定器」でネット検索すれば、安価なものでは2,000円ほどから、黒球のついた本格的なものなら2万円超で販売されている。

表3 身体作業強度等に応じたWBGT基準値

区分	身体作業強度（代謝率レベル）の例	WBGT基準値			
		熱に順化している人（℃）		熱に順化していない人（℃）	
0 安静	・安静	33		32	
1 低代謝率	・楽な座位 ・軽い手作業（書く，タイピング，描く，縫う，簿記） ・手および腕の作業（小さいベンチツール，点検，組立てや軽い材料の区分け） ・腕と脚の作業（普通の状態での乗り物の運転，足のスイッチやペダルの操作） ・立体 ・ドリル（小さい部分）　・フライス盤（小さい部分） ・コイル巻き　　　　　・小さい電気子巻き ・小さい力の道具の機械 ・ちょっとした歩き（速さ3.5km/h）	30		29	
2 中程度代謝率	・継続した頭と腕の作業（くぎ打ち，盛土） ・腕と脚の作業（トラックのオフロード操縦，トラクターおよび建設車両） ・腕と胴体の作業（空気ハンマーの作業，トラクター組立て，しっくい塗り，中くらいの重さの材料を断続的に持つ作業，草むしり，草掘り，果物や野菜を摘む） ・軽量な荷車や手押し車を押したり引いたりする ・3.5～5.5km/hの速さで歩く　・鍛造	28		26	
3 高代謝率	・強度の腕と胴体の作業 ・重い材料を運ぶ　　・シャベルを使う ・大ハンマー作業　　・のこぎりをひく ・硬い木にかんなをかけたりのみで彫る ・草刈り　・掘る　・5.5～7.5km/hの速さで歩く ・重い荷物の荷車や手押し車を押したり引いたりする ・鋳物を削る　　　・コンクリートブロックを積む	気流を感じないとき 25	気流を感じるとき 26	気流を感じないとき 22	気流を感じるとき 23
4 極高代謝率	・最大速度の速さでとても激しい活動 ・おのを振るう ・激しくシャベルを使ったり掘ったりする ・階段を登る，走る，7km/hより速く歩く	23	25	18	20

注1：日本工業規格Z 8504（人間工学—WBGT（湿球黒球温度）指数に基づく作業者の熱ストレスの評価—暑熱環境）附属書A「WBGT熱ストレス指数の基準値表」を基に，同表に示す代謝率レベルを具体的な例に置き換えて作成した。
注2：熱に順化していない人とは，「作業する前の週に毎日熱にばく露されていなかった人」をいう。

（文献4より転載）

文献

1) 環境省：熱中症環境保健マニュアル2018．
2) 日本生気象学会：日常生活における熱中症予防指針Ver.3．日生気象会誌．2013；50：49-59．
3) 公益財団法人日本スポーツ協会：スポーツ活動中の熱中症予防ガイドブック．2019．
   [https://www.japan-sports.or.jp/Portals/0/data/supoken/doc/nechusho_yobou_guidebook_2019.pdf]
4) 厚生労働省：熱中症の予防対策におけるWBGTの活用について．
   [https://www.mhlw.go.jp/bunya/roudoukijun/anzeneisei05/]

三宅康史

column

熱中症になりやすい人とは

同じ暑い環境に長くいても，同じ環境で同じ筋肉運動の仕事量をこなしても，熱中症になる人とならない人がいる。その理由は，それぞれのいる環境（場所），からだ（体調），行動が異なるからである。

図1のように，同じ環境でも日差しの強い場所，風通しの悪い場所，輻射熱の強い場所などで体の温められ方に差が出る。身体（体調）では，元気な若者と持病のある高齢者，栄養状態のよい人と低栄養状態の人，体調のよい人とインフルエンザに感染したり二日酔いや過労・睡眠不足で体調不良の人では暑さに対する抵抗力も違ってくる。また，行動では，肉体労働の量や強さの違い，仕事や暑さへの馴れ（順応具合），休憩の取り方でも熱中症の発生に差が出る。

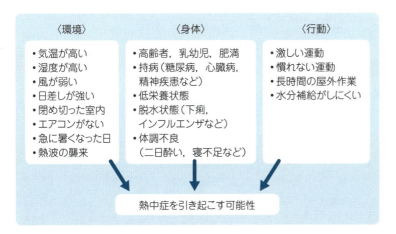

図1　熱中症を引き起こす条件
（環境省：熱中症環境保健マニュアル2018より転載）

――― 三宅康史

topics

世界的な異常気象と熱中症

① 2018年の日本の異常気象

- 2018年は，1月に太平洋側の大雪，2月に北陸地方大雪，7月に西日本豪雨，7～8月に猛暑，9月に台風21号，24号による暴風・高潮など暴風など，さまざまな気象災害に見舞われた年となった（気象庁「災害をもたらした気象事例」）。
- 同庁の「異常気象レポート2014」[1]によると，異常高温は夏と秋に多く出現しているが，冬の気温は明瞭な傾向はみられず，異常高温より異常

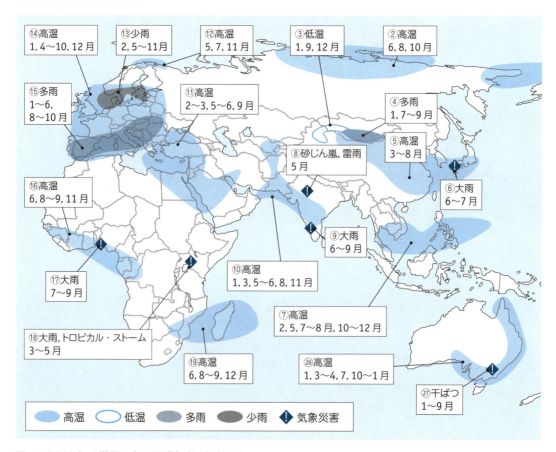

図1　2018年の世界の主な異常気象・気象災害

（文献2より転載）

低温のほうが多い。また，日降水量100mmを超える大雨は，[1977～2006年]は[1901～1930年]の約1.2倍，200mmを超えた日数は1.4倍となるなど，極端な現象が増えている。

- 2018年夏の記録的な熱波により，消防庁発表の全国における熱中症による救急搬送人員数の累計は95,137人で，2017年同期間の52,984人と比べると42,153人増となっており，消防庁が熱中症患者速報を開始した2008年以降で過去最高を記録した。

②世界的な高温による異常天候

- 気象庁は「世界の異常天候」をまとめホームページで公開しているが，2018年は世界的に高温による異常天候が多い（図1）[2]。世界気象機関（WMO）の2018年11月報道発表では，「2018年は過去4番目に世界の平均気温が高い年で，上位20番目までの高温は，ここ22年に記録されている」としており，異常気象のなかでも，高温による健康被害が世

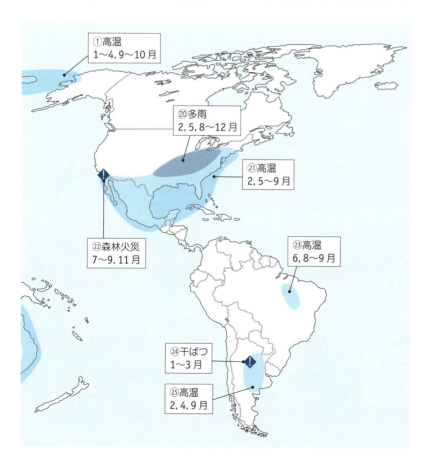

界的に大きな課題となっている。

- ヨーロッパでは，フランスを中心とした2003年の熱波を受け，世界保健機構（WHO）のヨーロッパ地域事務所などが中心となりEuroHEATプロジェクト（2005年から2年間）により「Heat-Health Action Plan」[3]を取りまとめた。また，WMOおよびWHOが，ヨーロッパ以外の取り組みを含むガイドライン「Heatwaves and health: guidance on warning-system development」[4]（2015）として取りまとめている。熱波にかかわる警報は，ヨーロッパ（ベルギー，フランス，スイス，イギリス等13か国）やオーストラリアでは主に気温または気温偏差（平年との差や95％確率値など）をインデックスとしている（図2）。

- アメリカおよびカナダでは，Heat IndexあるいはHumidexを用いた情報提供を行っている。また，熱波に関する健康対策を，「Heat Health Action Plan」「Public health Advice」としてとりまとめ公表している（図2）。

- イギリス健康局では，「Heatwave plan for England」[5]を2004年から作成している（図2）。夏に向けた対策を，①住居周辺の環境，②住居の断熱性の改善にかかわる対策，③熱中症弱者の特定，④地域住民への啓発活動，⑤熱波時の見回りシステムの構築としている。また，熱波時の対策を，①地方自治体の健康・社会保障機関，②病院・ケアハウス，③個人・地域ボランティアの活動対象別に記載している。

- アメリカでも熱波の増加が課題となっており[6]，熱中症対策ガイドラインはアメリカ疾病対策予防センター（CDC）が，熱中症情報はアメリカ海洋大気庁（NOAA）が提供している。労働者向け・スポーツ競技者向

WMO
World Meteorological Organization
世界気象機関

WHO
World Health Organization
世界保健機構

CDC
Centers for Disease Control and Prevention
アメリカ疾病対策予防センター

NOAA
National Oceanic and Atmospheric Administration
アメリカ海洋大気庁

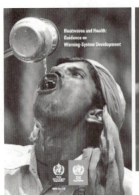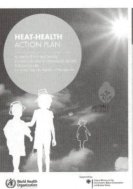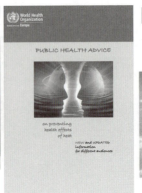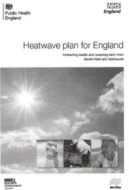

図2 さまざまなガイドライン

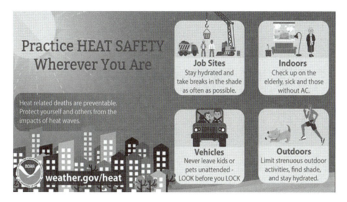

図3 熱中症対策ポスター (NOAA)

けポスター (図3), 水筒ボトル用ラベル等のさまざまなツール, および, 英語のほかスペイン語, 中国語, フランス語, ドイツ語, ポルトガル語等の多言語版が提供されている。熱中症情報ページでは, 熱中症の症状, 救急処置等が提供されており, 熱中症についての自習ツールも提供されている[7]。

文献

1) 気象庁：異常気象レポート2014.
   [https://www.data.jma.go.jp/cpdinfo/climate_change/]
2) 気象庁：世界の年ごとの異常気象 2018.
   [https://www.data.jma.go.jp/gmd/cpd/monitor/annual_2018.html]
3) WHO/Europe：Heat-health action plan.
   [http://www.euro.who.int/en/publications/abstracts/heathealth-action-plans]
4) WHO：Heatwaves and health：guidance on warning-system development.
   [https://www.who.int/globalchange/publications/heatwaves-health-guidance/en/]
5) GOV.UK：Heatwave plan for England.
   [https://www.gov.uk/government/publications/heatwave-plan-for-england]
6) GlobalChange.gov：Heat Waves.
   [https://www.globalchange.gov/browse/indicators/us-heat-waves]
7) CDC：Recognizing, Preventing and Treating Heat-Related Illness.
   [https://www.cdc.gov/nceh/hsb/extreme/Heat_Illness/index.html]

――登内道彦

第2章 熱中症の診断と管理・治療

Q8 熱中症で入院が必要なのはどういう状態ですか？

A ➡ 「日本救急医学会熱中症分類2015」では，「入院適応はⅢ度熱中症」と記載されています。つまり，意識障害を呈する場合や，採血結果で腎機能障害，肝機能障害，凝固障害などを認めた場合です。個人開業医など採血が施行できない医療機関では，これらの検査結果が確認できず，本来の入院適応患者を見逃す危険があるので注意します。

Ⅲ度熱中症以外での入院適応

- 「日本救急医学会熱中症分類2015」を図1に示す。
- Ⅲ度熱中症は原則，入院適応となる。しかし，それ以外でも症状に応じて入院とする場合もある。特に客観的な入院適応は存在しないが，担当医の判断でさまざまな入院適応は想定しうる。
- 深部体温40℃以上などでは，積極的な冷却が必要であり，初療時の採血結果で前述のⅢ度を満たしていなくても高温曝露の影響で12～24時間後の採血で異常値を認める場合も多々経験する。そのため38℃以上や40℃以上という数値のみで入院適応とすることも方針の1つともいえる。
- また，筋肉痛，筋攣縮が強い場合にもフォローアップの採血でCK高値や腎機能障害を呈する場合もあり，輸液負荷治療も兼ねて経過観察での入院適応とする考えもある。
- その他，外来で輸液を行い経過観察した後でも飲水が自力でできない場合には入院適応となる。透析や循環器疾患などの基礎疾患がある場合には，その基礎疾患の程度に応じて熱中症の重症度と合わせて入院適応を判断する。また，熱中症弱者と呼ばれる高齢者，幼児以下，妊婦などは相対的適応で入院とする場合もある。

図1　日本救急医学会熱中症分類2015

	症状	重症度	治療	臨床症状からの分類
I度（応急処置と見守り）	めまい，立ちくらみ，生あくび，大量の発汗，筋肉痛，筋肉の硬直（こむら返り），意識障害を認めない（JSC＝0）		通常は現場で対応可能→冷所での安静，体表冷却，経口的に水分とNaの補給	熱けいれん 熱失神
II度（医療機関へ）	頭痛，嘔吐，倦怠感，虚脱感，集中力や判断力の低下（JCS≦1）		医療機関での診療が必要→体温管理，安静，十分な水分とNaの補給（経口摂取が困難なときには点滴にて）	熱疲労
III度（入院加療）	下記の3つのうちいずれかを含む （C）中枢神経症状（意識障害JCS≧2），小脳症状，痙攣発作 （H/K）肝・腎機能障害（入院経過観察，入院加療が必要な程度の肝または腎障害） （D）血液凝固異常（急性期DIC診断基準［日本救急医学会］にてDICと判断）→III度の中でも重症型		入院加療（場合により集中治療）が必要→体温管理（体表冷却に加え体内冷却，血管内冷却などを追加），呼吸，循環管理，DIC治療	熱射病

I度の症状が徐々に改善している場合のみ，現場の応急処置と見守りでOK

II度の症状が出現したり，I度に改善が見られない場合，すぐに病院へ搬送する（周囲の人が判断）

III度か否かは救急隊員や，病院到着後の診察・検査により診断される

（日本救急医学会：熱中症診療ガイドライン2015．CQ4-1より転載）

回復の判断

- 回復の判断は入院適応とも関連がある。一般的には，ERなどの二次医療機関を受診した大部分は外来受診後に帰宅となる。救命救急センターを中心とした日本救急医学会などの検討でも熱中症患者のなかでIII度の重症熱中症は熱中症患者の4％程度にすぎない。大部分は受診して，経口補水液などを飲水するか，点滴での輸液を行い，冷房の効いた涼しい救急外来で安静にし，経過観察後，再評価で改善していればそのまま帰宅となる。
- 通常は，暑熱環境からの回避，冷所での安静，飲水または輸液，時間経過，医療機関受診の安心感などで症状が改善，回復する場合が多い。一方で，現状では回復判断の目安となる客観的な数値・基準は存在しないため，その判断は現場の各担当医や担当看護師の主観に委ねられることとなる。こうした判断はまさに診察の原点でもあり，大切にしたいとこ

ろである。

- 熱中症の疑いで救急外来を受診した患者の採血の是非に関しても議論がある。症状としては問題なくても採血でⅢ度熱中症に該当するような結果が出ることがある。特に，個人開業医などでは採血結果が数日後になる場合も多く，処置が後手にまわる危険がある。そのため尿検査でⅢ度に該当する採血結果と同様な判断が可能なバイオマーカーを探し，検討することが重要になる。熱中症疑いの患者のうちどのような患者は採血の必要があるかに関しても新たに策定するガイドライン等でも示す必要がある。

〔清水敬樹〕

第2章 熱中症の診断と管理・治療

Q9 熱中症の診断に役立つ特徴的な症状を教えてください

A ➡ 症状としては，めまい，失神（立ちくらみ），筋肉痛・筋攣縮，四肢のしびれ，気分不快などが比較的早期の症状として知られ，重症度としてはⅠ度の範疇です。その後，頭痛，吐き気，倦怠感，虚脱感，軽度の意識障害を呈するⅡ度の重症度に進行します。暑熱環境下でこれらの症状を認めた場合には，熱中症を強く疑い対応する必要があります。さらに対応が遅れると，高度の意識障害や痙攣など，Ⅲ度の重症度に移行します。

症状出現の機序

- 生体は暑熱環境下では，発汗や体表の毛細血管の拡張・冷却などで体温上昇を防いでいる。
- その暑熱環境や激しい運動で大量の発汗を伴い，水分や塩分が不足すると脳血流も低下することで，めまい，立ちくらみなどの症状が最初に出現する。高温多湿の環境から逃避せず，水分も摂取しなければ症状が進み，頭痛や嘔吐，倦怠感などが出てくる。さらに進むと，発汗が停止し，皮膚の毛細血管の血流量も低下することで熱を体外に発散できなくなる。
- その結果，脳や内臓の機能低下が進行し，高体温により細胞壊死も認める。意識障害，肝障害，腎障害，DICに至り，場合によっては多臓器不全から死亡に至る。

症状に応じた対応方法

- 暑熱環境下では常に熱中症に陥ることを医療従事者はもちろん一般の人々も認識しておく必要がある。めまい，失神を認めればただちに日蔭

や冷房が効いたデパートやコンビニエンスストアなどに移動して水分や塩分を摂取するように心がける。

- その際のポイントとしては，衣服は少しはだけるように緩めて四肢，体幹への風通しをよくすること，そして飲水の場合には付き添っている人が飲ませるのではなく，本人に自分でペットボトルなどを持って「自力で飲水させる」ことが1つの目安となる（図1）。これが自力でできない場合には，その現場で回復を待つのではなく，医療機関を受診する適応となる。

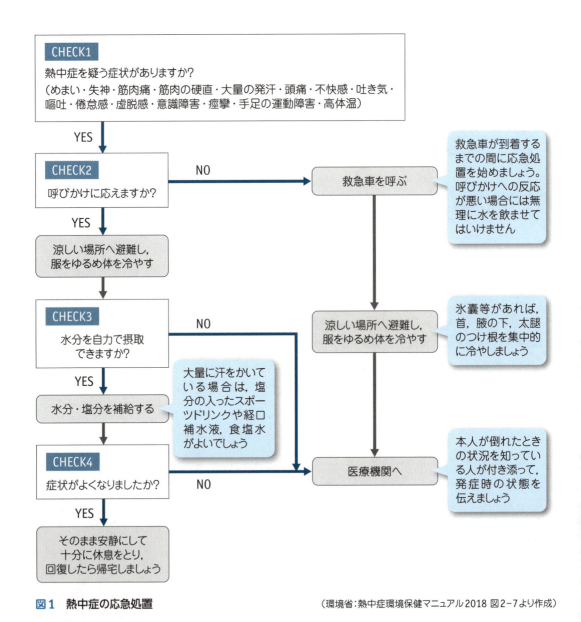

図1　熱中症の応急処置

（環境省：熱中症環境保健マニュアル2018 図2-7より作成）

- 暑熱環境下からの逃避，冷却，安静，飲水で症状が改善しない場合には医療機関を受診する適応になる。また，意識障害や痙攣を認めた場合には，救急車を要請しての医療機関への搬送となる。そもそも熱中症の症状や定義に厳密なものがあるわけではなく，一般的には程度の大小はあれ，誰もが一過性の軽度の熱中症には陥っている。大部分の人は，それを自分自身で早期に察知して暑熱環境から逃避し，休憩し，飲水をすることで自己治療をしていることになる。

———— 清水敬樹

column

筋肉痛と筋痙攣

就寝中や運動中に，手足の指，下腿，大腿，腹筋，背筋，上肢などの筋肉の痙攣，疼痛を認める場合がある。古くは「こむら返り」とも呼ばれるもので，脱水や電解質異常などの影響でこのような局所症状が出現する。暑熱環境下でこれらの症状を認めた場合には意識レベルなどがしっかりしていても熱中症を疑うことになる。

めまい，失神などに比べると局所症状であり，その時点での緊急度・重症度は高くないようにも思われる傾向があるので逆に注意する必要がある。結果的に横紋筋融解症，腎不全が進行する場合もあり，早期に脱水の補正や大量輸液などが必要になる。特にスポーツなどの運動では，負荷をかけたことによる筋肉への局所的な結果と誤解されることがあり，これらも「熱中症の初期症状の1つである」ことを選手や指導者たちも認識しておかねばならない。

———— 清水敬樹

第2章 熱中症の診断と管理・治療

Q10 熱中症との鑑別で注意すべき疾患は？

A ➡ 熱中症は労作性熱中症と非労作性（古典的）熱中症に分けることができます。労作性熱中症は暑熱環境下での運動，作業中などという状況から大部分は診断可能です。しかし，非労作性熱中症は医療機関への搬送時には時間も長く経過している場合も多く，高体温が原因なのか結果なのかの鑑別に難渋する場合があります。体温だけを指標にせず感染症や痙攣，甲状腺クリーゼなど鑑別すべき疾患を除外して熱中症の診断を行う必要があります。

高体温だけでは指標にならない

- 現在の熱中症の重症度分類などには体温の項目がない。これに関しては，日本救急医学会の熱中症および低体温症に関する委員会で毎年行っているHeatstroke STUDYという全国調査でも，そのエントリーに体温の定義がないことを巡ってさまざまな議論がなされているところである。
- 実際に熱中症は暑熱環境下という外因に伴う体温調節異常症で，高体温に陥る病態といえる。しかし，高体温に対する治療介入や時間経過に伴い，医療機関に搬送された時点では体温が正常化している場合もある。あるいは正確に深部体温を測定していないことで，あてにならない数値の記載も散見される。そのため，体温を指標にするのは適切ではないケースがあるという考え方も十分に理解できる。
- また，鑑別疾患として最初に挙がるのは感染症である。何らかの感染症に陥り体力が低下しているなかで，暑熱環境下にさらされて負のスパイラルが進行してしまうことはしばしば経験する。その際には初療時の採血結果の白血球やCRP，プロカルシトニンなどの高値が参考になる。熱中症でもこれらの値は上昇しうるが，鑑別として感染症を疑う判断材料の1つにはなる。また，治療介入前から悪寒が強い場合も感染症を疑

う材料になる。
- 高齢者で心臓，腎臓，肝臓，透析，糖尿病などの基礎疾患があり，さらには認知症があるような場合，そのうえ独居などでは現病歴は最後まで明らかにならず，搬送されるまでの時間経過が長くなおのこと診断には難渋する。労作性熱中症患者でも発症時の状況を詳細に本人や周囲の目撃者に確認しなければ，単純な熱中症だけでは説明できないケースもあるので注意が必要になる。

熱中症の診断はどのように行うか

- 日本救急医学会の熱中症分類2015でのCQでは，「暑熱環境における体調不良では常に熱中症を疑う」と記載されている。熱中症の定義は「暑熱環境における身体適応の障害によって起こる状態の総称」であり，暑熱環境下では熱中症を念頭に置き，鑑別疾患などを除外し得た場合に熱中症と診断される。そこには体温に関する概念は記載されていない。

熱中症との鑑別疾患

- 表1に熱中症との鑑別が必要な疾患を示すが，特に重要なものとして感染症（敗血症，脳髄膜炎），痙攣，甲状腺クリーゼ，脳卒中，悪性症候群などが挙げられる。感染症を疑った場合には血液培養や髄液検査なども行う。
- 痙攣は，その結果としても体温上昇を認めることから鑑別は難しく，目撃情報のチェックや脳波，乳酸値測定なども行う。
- 甲状腺クリーゼも早期治療介入が必要であるが，初期対応は熱中症同様

表1　熱中症との鑑別疾患

感染症	肺血症，肺炎，脳髄膜炎，感染性心内膜炎，結核
内分泌疾患	甲状腺クリーゼ，DKA，低血糖，アンモニア高値
循環器疾患	不整脈，心筋炎，心筋症
腹部疾患	急性化膿性胆管炎，胆嚢炎，膿瘍，尿路感染症，肝不全，腎不全
血液疾患	白血病，悪性リンパ腫
膠原病疾患	SLE，痛風，血管炎
薬剤	覚醒剤，コカイン，悪性症候群，薬剤熱

＊DKA：糖尿病ケトアシドーシス，SLE：全身性エリテマトーデス

に早期冷却，血行動態安定であり，その後に再評価となる。
- 脳卒中は鑑別に苦慮するが，緊急性が高く絶対に見逃しは許されない。神経学的所見も含めて正確に判断する必要がある。疑いがあれば積極的に頭部CTを施行し，必要に応じてMRI検査を追加して専門医へコンサルトする。
- 悪性症候群も早期治療介入が必要であり，病歴，服薬内容などからも判断する。

―――― 清水敬樹

第2章 熱中症の診断と管理・治療

Q11 熱中症による後遺症について教えてください

日本救急医学会の熱中症診療ガイドライン2015では，熱中症の後遺障害の特徴として，「熱中症の主たる後遺障害は中枢神経障害である。深部体温が高く，高度の意識障害や血圧低下など循環障害を認める場合に生じる傾向がある」と記載されています。また，早期死亡としては多臓器障害が主原因とされています。

熱中症診療ガイドライン2015でのCQ

- 熱中症の後遺症としては主たるものが中枢神経障害であり，症状としては小脳失調やパーキンソン症候群などの報告がある。
- また，退院時に残存する中枢神経障害は1年後も改善なく残存するとされ，1年後には退院時よりも改善を示す頭部外傷とは機能予後は大きく異なる特徴がある。非労作性（古典的）熱中症の検討では，心疾患，精神疾患，独居などは暑熱関連死のリスクが増加するとの報告がある。

熱中症による中枢神経系後遺症

- 日本救急医学会の熱中症に関する委員会（現：熱中症および低体温症に関する委員会）における中村らのHeatstroke STUDY 2006ならびに2008の結果分析では，1,441例のなかで中枢神経系後遺症は22例（1.5％）で認め，重複したものを含め後遺症の内容は，高次脳機能障害15例，嚥下障害6例，小脳失調2例，失語および植物状態が各1例であったという結果であった。少ない印象もあるが，より重症例は現場または受診早期に死亡している。
- 中枢神経系後遺症の発生例では，来院時より重症の意識障害，高体温，BE低値を認め，冷却終了まで長時間を要していた。中枢神経系後遺症

を予防するためには，「重症熱中症に対して積極的な冷却処置および全身管理，中枢神経保護を目的とした治療を早急に行うことが重要である」と結論づけている。現実的には，体温を早期に低下させることは重要であり，それに伴い中枢神経後遺症やその他の後遺症を軽減させうる可能性はあるが，それだけでは不十分である。高体温そのものだけでなく，高体温によって放出されるサイトカインなどをはじめとするさまざまな細胞傷害物質を同定してそれらを阻害，抑制する方法を見つけなければ一定頻度での中枢神経後遺症は回避できないかもしれない。

その他の後遺症

- 重篤な熱中症では後遺症が残る可能性はあり，軽症でも稀に後遺症が残る場合がある。倦怠感，めまい，易疲労性，耳鳴り，頭痛，悪寒，微熱，易下痢性などの症状が長期間継続される場合がある。体温制御がきかなくなり，自律神経障害が残存している可能性がある。
- その後遺症が継続している期間は，数週間から半年，数年などのばらつきがある。その間は再度熱中症に陥る危険性は高いので注意を要する。朝食を十分に摂取すること，定期的な睡眠時間の十分な確保，入浴などの基本的な日常生活を規則正しく健全にすることが後遺症を予防することにつながる。

誤診症例の呈示

- 10代の男児。体育の授業でマラソン中に体調不良を訴えて安静にして飲水したが改善せずに近医に搬送された。
- 意識レベル30/JCSで，頭部CTを施行したところ，担当医は脳が腫脹していると判断した。そのため，脳腫脹軽減目的でラシックス®やマンニトール®を投与して管理した。その後，意識障害はさらに悪化し，頻脈および血圧低下もきたし，CK上昇，腎機能障害も認め，翌日死亡した。
- 小児の頭部CTはもともと脳室が狭小化して脳腫瘍のように見えてしまう場合があることから，診断を誤った。熱中症が疑われる状況で本来の治療は輸液負荷，冷却，血行動態の安定化などであったが，それと逆行する利尿薬投与でさらに脱水状態に陥る結果となり，血行動態も破綻した。
- 熱中症以外を積極的に疑って誤診した症例である。鑑別疾患を挙げ，検

索することも重要であるが，その診断を誤ると熱中症患者を死亡に至らせる場合もあり，慎重な対応が必要になる。

――清水敬樹

column

熱中症における長期的な影響

2000〜2016年に発表されたLawton EMらによる熱中症関連文献のレビュー[1]を紹介する。

①71件の論文が関連性が高いと抽出され，90例を検討した
②44%は神経予後が完全に改善し，23%は神経学的後遺症を認め，23%は死亡した
③神経学的後遺症は，運動機能障害66.7%，認知障害9.5%，運動・認知障害19%であった
④神経学的後遺症を認めた患者の71.4%が長期の小脳機能障害を認めた
⑤神経学的後遺症を認めた患者の34.4%では不可逆的であった
⑥不可逆的な神経学的後遺症を認めた患者群の多くは若年者で健康な患者であった

文献
1) Lawton EM, et al：Emerg Med Australas. 2019；31(2)：163-173.

――清水敬樹

第3章 標準的な啓発・指導・予防対策

Q12 冷房の設定温度は何度にすべきですか？

A 冷房使用時は室温「28℃」を目安に，適切な温度となるように冷房を設定することが推奨されています。ただし，窓際など室内の場所によっては温度が高くなる場所があるので，注意が必要です。また，湿度が高いと同じ室温でも汗が蒸発しにくくなるため，湿度は70％を目安にコントロールしましょう。

- 熱中症の予防において，環境温度を下げることは最も重要なことである。そのため，28℃を超えるようなときは，室温「28℃」を目安に積極的に冷房を使用することが推奨されている[1]。
- この「28℃」は，冷房の設定温度ではなく目標とする室温である。外気温や室内の状況，冷房の機能により，室温と設定温度が一致しないこともあるため，熱中症予防には常に室温をモニターしながら冷房を使ったほうがよい。逆に室温が低く（24℃を下回る），外気温と室温の差が大きいと部屋に出入りする際に体の負担になるため，注意が必要である[1]。

効率的な室温の下げ方

- 室内に熱気がこもっている場合には，窓を開けて部屋の換気を行い，その後に冷房を使うとより効果的に室温を下げることができる。また，冷房の気流や風量を工夫したり，扇風機を一緒に使うと，同じ温度でもより涼しく感じることができる。
- ただし，エアコンの気流は，冷気が長時間直接人に当たらないように吹き出し口の向きを工夫する必要がある。また，温度むらができないようにするために，風向ルーバーを上方向や水平方向に調整して，冷気を上から下に循環するようにするとよい。少し暑いときは，設定温度を下げ

るよりも，エアコンの風量を強くしたり，扇風機を一緒に使うとより効果的である。このとき，扇風機は弱い風量でも続けて使用するとよい。
- 直接風が当たらないようにするためには，扇風機の風を壁や天井に当てて，跳ね返った気流を利用する。広い空間など冷房が効きにくいところでは，人がいる場所に冷風を送るスポットクーラーを利用したり，外気を取り入れて対流させる大型換気扇を利用すると効果的に室温を下げることが可能である[1]。
- 太陽光や地面からの照り返しのように，高温の物体から直接・間接に受ける放射熱（輻射熱）で暑さを感じるため，窓から入る太陽光を遮断したり，パソコンや電気ポット等熱を発生する機器を，暑くなる前に居室から遠ざけるなど，工夫が必要である[1]。また，隣の家のエアコンの室外機の熱や，アスファルトの輻射熱も時間帯によっては，室温を上げる要因となるため注意する必要がある。

気温と相対湿度からの暑さ指数簡易換算表

- 熱中症の予防のためには，気温だけでなく，湿度や日差しの違いを考慮する必要がある。特に湿度が高いと，同じ温度でも汗が蒸散しにくくなり，熱中症の発症を助長する[1]。
- 気温，湿度，日射・輻射，風の要素を積極的に取り入れた指標として暑さ指数（WBGT：湿球黒球温度）があり，特に高温環境の指標として労働や運動時の予防措置に用いられている[2]。一般家庭でこのWBGTを算出することは難しいが，日本生気象学会が作成した輻射熱の少ない室内で利用可能な気温と相対湿度からの簡易換算表[3]があるため参考にされたい（図1）。この換算表では，室温28℃，相対湿度70％以上でWBGT28℃となることから，湿度は70％を上回らないようにコントロールすることが推奨されている。

WBGT
wet bulb globe temperature
湿球黒球温度
☞ 第1章 Q7 (p.26) 参照

図1 気温と相対湿度からの暑さ指数簡易換算表

気温(℃)＼相対湿度(%)	20	25	30	35	40	45	50	55	60	65	70	75	80	85	90	95	100
40	29	30	31	32	33	34	35	35	36	37	38	39	40	41	42	43	44
39	28	29	30	31	32	33	34	35	35	36	37	38	39	40	41	42	43
38	28	28	29	30	31	32	33	34	35	35	36	37	38	39	40	41	42
37	27	28	29	29	30	31	32	33	34	35	35	36	37	38	39	40	41
36	26	27	28	29	29	30	31	32	33	34	35	35	36	37	38	39	39
35	25	26	27	28	29	29	30	31	32	33	33	34	35	36	37	38	38
34	25	25	26	27	28	29	29	30	31	32	33	33	34	35	36	37	37
33	24	25	25	26	27	28	28	29	30	31	32	32	33	34	35	35	36
32	23	24	25	25	26	27	28	28	29	30	31	31	32	33	34	34	35
31	22	23	24	24	25	26	27	27	28	29	30	30	31	32	33	33	34
30	21	22	23	24	24	25	26	27	27	28	29	29	30	31	32	32	33
29	21	21	22	23	24	24	25	26	26	27	28	29	29	30	31	31	32
28	20	21	21	22	23	24	25	25	26	27	28	28	29	30	30	31	
27	19	20	21	21	22	23	23	24	25	25	26	27	27	28	29	29	30
26	18	19	20	20	21	22	22	23	24	24	25	26	26	27	28	28	29
25	18	18	19	20	20	21	22	22	23	23	24	25	25	26	27	27	28
24	17	18	18	19	19	20	21	21	22	22	23	24	24	25	26	26	27
23	16	17	17	18	19	19	20	20	21	22	22	23	23	24	25	25	26
22	15	16	17	17	18	18	19	20	20	21	21	22	22	23	24	24	25
21	15	15	16	16	17	17	18	19	19	20	20	21	21	22	23	23	24

WBGT値
- 危険 31℃以上
- 厳重警戒 28〜31℃
- 警戒 25〜28℃
- 注意 25℃未満

〔WBGT(Wet Bulb Globe Temperature:湿球黒球温度)簡易換算表. 文献3より引用〕

文献

1) 環境省:熱中症環境保健マニュアル. 2018.
   [http://www.wbgt.env.go.jp/heatillness_manual.php](2019年4月23日アクセス)
2) 環境省:夏季のイベントにおける熱中症対策ガイドライン. 2018.
   [http://www.wbgt.env.go.jp/heatillness_gline.php](2019年4月23日アクセス)
3) 日本生気象学会:日常生活における熱中症予防指針Ver.3. 日生気象会誌, 2013;50:49-59.

藤田 基, 小田泰崇

第3章 標準的な啓発・指導・予防対策

Q13 熱中症予防にどのような食生活が有効ですか？

A ➡ 熱中症予防の食生活の基本は，アルコールや多量のカフェイン，糖分の摂取を避け，偏りのない食事を定期的に摂取し，十分な休息をとり規則正しい生活を送ることです。暑くなる前にはタンパク質やビタミンCを中心に，暑くなってからはビタミンや水分，電解質を中心に摂取するとよいでしょう。

暑熱環境下で不足しやすい栄養素を補う

- 熱中症予防に関する食生活については十分なエビデンスは存在しないが，理論的には暑熱環境下で不足しやすい栄養素を補うことで予防を行うことができると考えられる[1]。
- 海外の労働者に対する熱中症予防のための活動指針では，消化に負担がかかるような暴飲暴食は避け，比較的軽い食事を定期的にとることが推奨されている[2]。また，アルコールや多量のカフェイン，糖分の摂取は，脱水を誘発するため避けるべきとされている[2,3]。

時期に応じて必要な栄養素を摂取する

- 食事面においては，時期に応じて必要な栄養素を摂取することが望ましいと考えられている[1]。具体的には，暑くない時期から予防的に摂取するとよい栄養素と暑くなってから摂取するとよい栄養素に分けられる（図1）。
- 暑くない時期には，体内に水分を蓄えるために，水分含有量の多い臓器である筋肉の量を維持・増加させる目的でタンパク質を摂取するとよい。この際，適度な運動を実施し，筋肉の形成に努める。また，暑熱環境への順応を促進する目的にビタミンCを摂取する。ビタミンC（アスコルビン酸）は，免疫系を活性化させる補酵素であり，暑熱環境への順

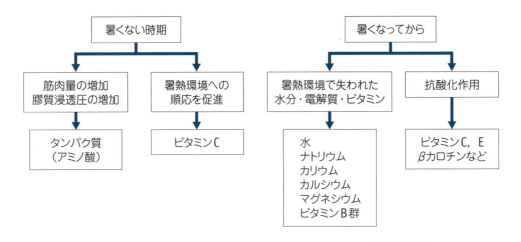

図1 時期に応じた熱中症予防における摂取すべき栄養素

応を促進し[4]，また熱中症予防にも関与することが報告されている[5]。
- 暑くなってくると，発汗や不感蒸泄も増えるため，予防的に汗から失われた水分や電解質，ビタミンなどの栄養素を補う必要がある[1]。汗からは，水分，NaCl，Ca，Mgといった電解質だけでなく，水溶性ビタミンも排出されるため，水溶性ビタミンのなかでも，ビタミンB_1やB_2，B_6などビタミンB群の不足に注意が必要である。さらに体内での活性酸素種の産生が増えるため，抗酸化作用のあるビタミンC，E，βカロテンなどの栄養素を補うことも暑熱対策に有効である[6]。
- 以下の「熱中症ゼロへ」ホームページに熱中症予防に有効な食事のレシピがあるので参照されたい。

「熱中症ゼロへ」プロジェクトについては ☞ topics (p.105) を参照

①暑さに負けない！ おすすめレシピ
　[https://www.netsuzero.jp/recipe]
②熱中症を予防する食事のとり方とおいしいレシピ
　[https://www.netsuzero.jp/dietitian]

文献
1) 谷口英喜，他：Geriatric Medicine（老年医学），2014；52(5)：519-525.
2) CDC：Extreme Heat：A Prevention Guide to Promote Your Personal Health and Safety. 2004.
   [https://stacks.cdc.gov/view/cdc/7023]（2019年5月13日アクセス）

3) The Workers Compensation Board of Prince Edward Island web site：Guide to Prevention of Heat Stress At Work, 2008.
　［http://www.wcb.pe.ca/DocumentManagement/Document/pub_guidetopreventionofheatstressatwork.pdf］（2019年4月23日アクセス）
4) Walsh NP, et al：Exerc Immunol Rev, 2011；17：64-103.
5) Weaver WL：South Med J, 1948；41(5)：479-481.
6) Jockers D：Enjoy Super Food Nutrition for the Summer. Natural News, 2010.
　［http://www.naturalnews.com/028923_superfoods_nutrition.html］

―――― 藤田　基，小田泰崇

column

熱中症で水中毒になる？

水中毒とは，過剰飲水による水分過多状態で，希釈性低ナトリウム血症に陥った結果生じる。症状は嘔気・嘔吐などの消化器症状から意識障害，痙攣重積状態まで多岐にわたるが，精神疾患を背景に持つことがほとんどであり，一般人が陥ることは稀である。

一方，熱中症の基本病態は脱水状態である。水分，ナトリウムいずれも不足状態に対して水分のみ補給すると，"水分の不足＜ナトリウムの不足"の状態が進行し，相対的に希釈性低ナトリウム血症に陥る。

いずれも低ナトリウム血症として共通の症状を呈しうるが，水中毒に対する治療が原則水制限であるのに対して，熱中症による低ナトリウム血症は水分補給をしながら適切にナトリウムも補給することであり，治療方針が全く逆である。ただし，軽症の熱中症に対して，脱水に陥ることを過度に恐れて水分のみを過剰摂取した結果，水中毒に陥ることがある。個々の症例に対して飲水の摂取状況を正確に聴取し，皮膚ツルゴール，口腔内乾燥度，胸部X線検査や超音波検査などにより，血管内脱水かどうか評価した上で，治療方針を決定する。

―――― 小島直樹

第3章 | 標準的な啓発・指導・予防対策

Q14 水分補給に適した温度はありますか？

A ➡ 水分補給の飲料は常温のなかでも温度が低いほう（5〜15℃）が飲みやすく，吸収が速く，冷却効果も大きくなると考えられています。

運動中の体温管理における飲料水の温度

- 熱中症環境保健マニュアルにおいては，水分補給の際の飲料の温度は5〜15℃が吸収がよく，冷却効果も大きくなるとされている[1]。熱中症予防における水分補給の温度に関するエビデンスはほとんど存在しないが，持久運動中の水分補給の飲料の温度に関する研究はいくつか報告されている[2,3]。

- 運動中の体温管理における飲料水の温度に関して，American College of Sports Medicineは室温程度の15〜22℃を推奨している[4]。同様に米国陸軍環境医学研究所は，15〜21℃が水分補給に適していると考えている[5]。一方，全米アスレティックトレーナーズ協会の声明では，10〜15℃より低い温度が推奨されている[6]。これらの推奨は，温かい飲料よりも冷たい飲料のほうが持久運動中に，より消費されるといった報告[7,8,9,10]に基づいている。

熱中症予防の際の冷却効果を考慮する場合

- 摂取した飲料は胃粘膜から熱交換が速やかに行われるため，温度の低い飲料の摂取は体温を下げる効果があると考えられている[2]。暑熱環境での運動中の水分補給における飲料の温度が与える影響についての研究では，室温に近い温度よりも4℃に冷えた飲料のほうが，深部体温を低下させ[11,12]，運動のパフォーマンスを向上させること[12,13]が報告されて

いる．したがって，熱中症予防の際の冷却効果を考慮する場合は，より低い温度のほうが効果的であると考えられる．

- 水分の胃から小腸への移行については，飲料の温度に違いによる差はないという報告[2]がある一方で，5℃，15℃のほうが25℃以上の飲料よりも小腸への移行が速いという報告[14]もあり，前述の冷却作用を考慮すると，5～15℃といったより低い温度での飲料の摂取がより望ましいと考えられる．

文献

1) 環境省：熱中症環境保健マニュアル．2018．
   [http://www.wbgt.env.go.jp/heatillness_manual.php]（2019年4月23日アクセス）
2) Tan PM, et al：Scand J Med Sci Sports, 2015；1：39-51．
3) Burdon CA, et al：Int J Sport Nutr Exerc Metab, 2012；22(3)：199-211．
4) American College of Sports Medicine：Med Sci Sports Exerc, 2007；39(2)：377-390．
5) US Army Research Institute of Environmental Medicine：Nutritional Guidance for Military Operations inTemperate and Extreme Environments. Technical Note 01-4 ADA, 2001；1-77．
6) Casa DJ, et al：J Athl Train, 2000；35(2)：212-224．
7) Hubbard RW, et al：J Appl Physiol Respir Environ Exerc Physiol, 1984；57(3)：868-873．
8) Szlyk PC, et al：Physiol Behav, 1989；45(3)：639-647．
9) Szlyk PC, et al：Aviat Space Environ Med, 1989；60(5)：422-427．
10) Szlyk PC, et al：Aviat Space Environ Med, 1990；61(1)：43-48．
11) Lee JK, et al：Med Sci Sports Exerc, 2008；40(9)：1637-1644．
12) Lee JK, et al：Int J Sports Med, 2013；34(12)：1037-1042．
13) Mündel T, et al：Exp Physiol, 2006；91(5)：925-933．
14) Costill D, et al：J Appl Physiol, 1974；37(5)：679-683．

―― 藤田　基，小田泰崇

第3章 標準的な啓発・指導・予防対策

Q15 水だけで水分補給を行うのは危険ですか？

A ➡ 水だけで水分補給を行うことは推奨されません。塩分と水分の両者を適切に含んだもの（0.1〜0.2％の食塩水）が推奨されています。現実的には市販の経口補水液が望ましいと考えられています。

塩分と水分が適切に配合された経口補水液

- 暑熱環境では水分とともにナトリウムなど電解質の喪失があるので，ナトリウム欠乏性脱水が主な病態であり水分の補給に加えて適切な電解質の補給が重要である[1)2)]。
- 通常の水分・電解質補給であれば市販のスポーツドリンクで十分であるが，熱中症予防や熱中症の徴候を認めた際には塩分と水分が適切に配合された経口補水液（ORS）が適切である。ORSは，発展途上国での乳幼児の脱水症の予防や治療目的[3)]，特にコレラによる脱水治療のために世界保健機関により開発されたものである[4)]。小腸でNaとブドウ糖は1：1で吸収されることから，ORSも同様の組成となっている。
- わが国では経口補水液オーエスワン®（OS-1：大塚製薬工場），小児用としてアクアライトORS®（和光堂）が発売されている。また，オーエスワン®はゼリータイプも発売されており，高齢者等で嚥下機能低下による誤嚥のリスクが高い場合には，有用である（図1）。

ORS
oral rehydration solution
経口補水液

その他の水分補給

- 予防という観点からはスポーツドリンクでの頻回な水分補給でも問題ないが，スポーツドリンクは塩分量が少なく，糖分が多いため注意が必要である。また，水分のみの補給では自由水は補給されるものの，Naが希釈されるため痙攣の閾値が下がってしまい，補給された水分は血清浸

透圧の低下による水利尿によって体外に排泄されてしまうため,推奨はされない[5]。

- また,梅昆布茶や味噌汁などもミネラル,塩分が豊富に含まれており熱中症の予防に有効と考えられる[6]。
- さらに,簡単な水分補給として,体重減少分と同等の水分補給または0.1〜0.2％程度の食塩水,つまり1Lの水に1〜2gの食塩と砂糖大さじ2〜4杯(20〜40g)の糖分を加えたものが効率よく水分を吸収でき有効な予防になる[6]。市販の飲料水であればNa量を100mLあたり40〜80mg含んだものが適当である[5]。

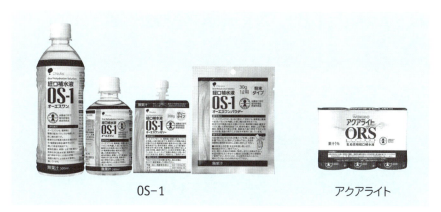

図1 経口補水液オーエスワン®(OS-1：大塚製薬工場)とアクアライトORS®(和光堂)

文献

1) World MJ, et al：Clin Med(Lond), 2008；8(4)：399-403.
2) Day TK, et al：J R Army Med Corps, 2005；151(1)：11-18.
3) King CK, et al：MMWR Recomm Rep, 2003；52(RR-16)：1-16.
4) WHO：Diarrhoea treatment guidelines including new recommendations for the use of ORS and zinc supplementation for clinic-based healthcare workers.
[https://hetv.org/pdf/diarrhoea-guidelines.pdf](2019年4月23日アクセス)
5) 環境省：熱中症環境保健マニュアル. 2018.
[http://www.wbgt.env.go.jp/heatillness_manual.php](2019年4月23日アクセス)
6) 日本救急医学会：熱中症診療ガイドライン2015.
[http://www.jaam.jp/html/info/2015/pdf/info-20150413.pdf](2019年4月23日アクセス)

〔藤田　基,小田泰崇〕

第3章 標準的な啓発・指導・予防対策

暑い環境に出る前にはどのような点に注意すべきですか？

A ➡ 暑さを避ける行動を心がけ，体調不良や暑いときの無理な運動は避けましょう。体から出る熱と汗を逃がす衣服を工夫しましょう。暑さに備えた体づくりを心がけ，こまめに水分を補給して脱水を避けましょう。

- 熱中症の予防は，脱水と体温の上昇を抑えることである。体温の上昇は，暑さを避ける行動性の体温調節と，皮膚血管拡張と発汗により熱を体の外に逃がす自律性の体温調節によって抑制されている。しかし，暑熱環境下では発汗による自律性の体温調節に対する依存率が高くなるため，脱水を回避できるよう汗のもととなる体水分量を確保することが重要である。**表1**に暑い環境に出る前の注意事項を示した[1]。

暑さを避ける工夫

① 行動の工夫

- 暑い日は決して無理せず，日陰を選んで歩き，涼しい場所に避難して適宜休息をとるよう心がける。天気予報を参考にし，暑い日や時間を避けて外出や行事の日時を検討する。
- 熱中症の発生に起因する気象因子をすべて含んだ指標として暑さ指数（WBGT：湿球黒球温度）があり，熱中症搬送者数と高い相関が報告されている[2]。
- 熱中症搬送者が急激に増加するWBGT≧28℃では，外出時は炎天下を避け，室内では室温の上昇に注意する。激しい運動や持久走など体温が上昇しやすい運動は避け，運動する場合には頻繁に休息をとり水分・

WBGT
wet bulb globe temperature
湿球黒球温度
☞ 第1章 Q7 (p.26) 参照

表1　暑い環境に出る前の注意事項

(1) 暑さを避ける
- 行動の工夫
  ① 暑い日は決して無理しない
  ② 日陰を選んで歩く
  ③ 涼しい場所に避難する
  ④ 適宜休憩する、頑張らない、無理をしない
  ⑤ 天気予報を参考にし、暑い日や時間を避けて外出や行事の日時を検討する
- 衣服の工夫
  ① ゆったりした衣服にする
  ② 襟元をゆるめて通気する
  ③ 吸汗・速乾素材や軽・涼スーツ等を活用する
  ④ 炎天下では、輻射熱を吸収する黒色系の素材を避ける
  ⑤ 日傘や帽子を使う（帽子は時々はずして、汗の蒸発を促す）

(2) こまめに水分を補給する
(3) 急に暑くなる日に注意する
(4) 暑さに備えた体づくりを心がける
(5) 各人の体力や体調を考慮する
(6) 集団活動の場ではお互いに注意しあう

（文献1 p.28-35より改変引用）

塩分の補給を行う。体力の低い人，暑さになれていない人は運動を中止するべきである。WBGT≧31℃では，外出はなるべく避け，涼しい室内に移動する。特別の場合以外は運動を中止し，特に子どもの場合は中止すべきである。この暑さ指数を用いた予防指針が日本スポーツ協会[3]（前日本体育協会）や日本生気象学会[4]から示されている。

②衣服の工夫

■ 衣服で日射の侵入を防ぎ，ゆったりした服装で，衣服の中や体の表面に風を通し，体から出る熱と汗をできるだけ早く逃がす。室内で快適に過ごせる軽装への取り組み（クールビズ）を実践する。

> 運動時の服装の選び方については
> ☞第8章 Q45 (p.150)
> 日常生活での服装の選び方については
> ☞第10章 Q54 (p.178)
> をそれぞれ参照

③住まいの工夫

- 風通しを利用する（玄関に網戸，窓の開放）
- 窓から差し込む日光を遮る（ブラインド，すだれ，緑のカーテン，日射遮断フィルム）
- 空調設備を利用する（冷房，扇風機）
- 気化熱を利用する（打ち水）

- 外部の熱を遮断する（反射率の高い屋根，換気口）

こまめに水分を補給する

- 体温を下げるためには，汗が皮膚表面で蒸発して身体から気化熱を奪うことができるように，しっかりと汗をかくことが重要である。汗の原料は血液中の水分や塩分なので，体温調節のためには，喪失分を適切に補給する必要がある。
- 湿度が高い日，風が弱くて皮膚表面に気流が届かない条件の下では，汗をかいても蒸発しにくくなる。そのうえ気温・室温が高いと汗の量も多くなる。そのため，十分な水分と塩分をこまめに補給する必要がある。なお，どのような種類の酒であっても，アルコールは尿の量を増やし体内の水分を排泄してしまうため，汗で失われた水分をビール等で補給しようとする考え方は誤りである。
- 日常生活で摂取する水分のうち，飲料として摂取すべき量（食事等に含まれる水分を除く）は1日あたり1.2Lが目安とされている。大量の発汗がある場合は水だけでなく，スポーツ飲料等の塩分濃度0.1～0.2％程度の水分摂取が薦められる。入浴時や睡眠時も汗をかくので，起床時や入浴前後は水分を摂取する必要がある。

急に暑くなる日に注意する

- 熱中症は，例年，梅雨明けの7月下旬から8月上旬に多発する傾向がある[5]。急に暑くなった日に屋外で過ごしたときや，久しぶりに暑い環境で活動したとき，涼しい地域から暑い地域へ旅行したときは，暑さに慣れていないため熱中症になりやすい。
- したがって，暑いときには無理をせず，徐々に暑さに慣れていく工夫が必要である。

暑さに備えた体づくりを心がける

- 熱中症は，体がまだ暑さに慣れていない梅雨の合間に突然気温が上がった日や，梅雨明け後に急に蒸し暑くなった日に発症しやすい。暑い日が続くと体がしだいに暑さに慣れて，暑さに強くなる（暑熱順化）。この慣

れは，発汗量や皮膚血流量の増加，発汗開始閾値温の低下，汗に含まれる塩分濃度の低下，血液量の増加，心拍数の減少等として現れるが，こうした暑さに対する体の適応は気候の変化より遅れて起こる。
- 暑熱順化には数日から2週間程度の時間が必要といわれているが，日常運動によっても獲得可能である。そのためにはやや暑い環境で，ややきついと感じる強度で，毎日30分程度の運動（ウォーキングなど）を行い，意識的に汗をかく機会を増やして，暑さに負けない体づくりを始めることが必要である。

各人の体力や体調を考慮する

- 熱中症の発生は，その日の体調が影響するので，風邪，寝不足，脱水状態や食事抜きといった万全ではない体調のまま暑い環境に行くことは避けるべきである。発熱，下痢，二日酔いは，脱水が疑われる状態である。体調が回復して，食事や水分摂取が十分にできるまでは，暑いところでの活動は控えるべきである。
- 肥満，小児，高齢，心肺機能や腎機能の低下，自律神経や循環機能に影響を与える薬剤の内服は，熱中症に陥りやすいので活動強度に注意が必要である。

集団活動の場ではお互いに注意しあう

- 暑い場所での集団活動で忘れてはならないのは，暑さや個人の体力，身体活動強度に合わせてこまめに休憩し，活動時間を短くするように，お互いに注意しあうことである。決して，無理をしない，させないことが重要である。

文献

1) 環境省：熱中症環境保健マニュアル. 2018.
   [http://www.wbgt.env.go.jp/heatillness_manual.php]（2019年4月23日アクセス）
2) 中井誠一：熱中症—日本を襲う熱波の恐怖. 改訂第2版, 日本救急医学会監, 三宅康史編, へるす出版, 2017, p12-18.
3) 川原 貴, 他：スポーツ活動中の熱中症予防ガイドブック. 改訂第4版, 日本スポーツ協会, 2013.
4) 朝山正己, 他：日生気象会誌, 2013；50：49-59.
5) 三宅康史, 他：日医師会誌, 2015；144：527-532.

―――― 藤田　基，小田泰崇

第3章 標準的な啓発・指導・予防対策

Q17 冷房や避暑によって涼しさに慣れてしまうと熱中症のリスクは上がりますか？

A ➡ 暑熱順化していない状態では，熱中症のリスクは上昇します。しかし，暑熱順化した後でも，冷房や避暑で涼しさに慣れてしまうと，脱順化して熱中症のリスクは再び上昇します。

暑熱順化における体温調節のための生理学的変化

- 冷房の普及に伴い自然の温度刺激を受ける機会は減少し，常に快適な環境下で過ごすことが可能となった。さらに，体温を上昇させる身体運動が減少すると，夏季での暑熱に対する適応が起こりにくい状況となる。しかし，暑熱環境への反復曝露や持久的運動トレーニングの継続は，暑熱ストレスに対する生体負荷を軽減させるような適応変化を生じさせる。これを「暑熱順化」と呼び，数日から2週間程度で得られる。

  「暑熱順化」については ☞ column (p.139) を参照

- 暑熱環境下では皮膚温と環境温の差が小さくなるため熱放散量は減少し，また労働や運動により熱産生量は増加するため体温が上昇する。体温上昇の抑制には，皮膚血管拡張反応と発汗が重要である。環境温が皮膚温より高くなると，非蒸散性熱放散（放射，伝導，対流）は機能しなくなり，発汗（蒸散）が重要な熱放散手段となる。暑熱順化では，以下に述べるような体温調節のための生理学的変化が生じる。

  ①発汗機能の変化：暑熱順化により，同じ強度の運動を行った場合，汗をかきやすくなり発汗量が増加するため深部温度の上昇は抑制される[1]。これは主に，安静時体温が低下するため，発汗が開始される深部体温が低くなるからと考えられている（発汗中枢性機構の変化）[2]。一方，単一汗腺あたりの発汗量が増加するとの報告もある（発汗末梢性機構の変化）[3]。

  ②汗の成分の変化：暑熱順化により，汗のNa濃度が低下する[4]。これは，汗腺でのNaの再吸収が増加するためと考えられている。多量発

汗時に塩分の喪失が軽減されることは生体にとって有利である。

③皮膚血管拡張：皮膚血管が拡張すると皮膚温が上昇し，皮膚からの熱放散（放射，伝導，対流）を増加させる。暑熱順化によって，皮膚血管拡張が開始される深部体温閾値が低下するためと考えられている[5]。

④循環血液量増加：循環血液量は暑熱曝露や運動トレーニングによって増加する[6]。運動トレーニングを加えた場合はその効果は大きく，血漿量の増加だけでなく，赤血球も増加してくる[7]。循環血液量の増加は，皮膚血流量や酸素摂取量を増加させ，暑さに対する耐性を高める。

脱順化後の対応法

- 一方，暑熱曝露や運動トレーニングを中止すると，1週間から1カ月の比較的早期に暑熱順化の効果は消失する[8)9)10]。これを「脱順化」という。暑熱順化で低下した深部体温や発汗量の増加は約2週間程度持続するが，心拍数は早期に上昇してくる[8)9]。
- また脱順化後，暑熱曝露や運動トレーニングによる再順化は，早期であれば初回の暑熱順化よりも早く生じる[8]。したがって，暑熱順化後も冷房や避暑で涼しさに慣れてしまう前に，適度な暑熱曝露や運動トレーニングを継続することが重要である。
- 冷房は生体への暑熱ストレスを緩和し，快適性や作業の効率を高める効果がある。熱中症の予防の観点からも夏季の使用は推奨されるが，使用法によっては暑熱順化の効果を減弱させる可能性があることを理解する必要がある。

文献

1) Lind AR, et al：Fed Proc, 1963；22：704-708.
2) 山崎文雄, 他：産業医大誌, 2007；29(4)：431-438.
3) Inoue Y, et al：Int J Biometeorol, 1999；42(4)：210-216.
4) Buono MJ, et al：J Appl Physiol, 2007；103(3)：990-994.
5) Roberts MF, et al：J Appl Physiol Respir Environ Exerc Physiol, 1977；43(1)：133-137.
6) Takamata A, et al：Am J Physiol, 1999；277(4)：R1041-1050.
7) Sawka MN, et al：Med Sci Sports Exerc, 2000；32(2)：332-348.
8) Daanen HAM, et al：Sports Med 2018；48(2)：409-430.
9) Flouris AD, et al：Eur J Appl Physiol, 2014；114(10)：2119-2128.
10) Pandolf KB：Int J Sports Med, 1998；2：S157-160.

藤田　基，小田泰崇

第3章 標準的な啓発・指導・予防対策

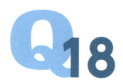 夜間でも熱中症になりますか？

A ➡ 熱中症の疫学データを見ると，夜間でも熱中症は発症しています。特に高齢者が日常生活のなかで，屋内（住居）で発症する頻度が高いです。夜間の熱中症の発症は気温の上昇，住宅環境，エアコンの使用と密接に関連しています。

疫学データ

- 日本救急医学会「熱中症に関する委員会」では全国の救命救急センター，日本救急医学会指導医指定施設，大学病院および地域の救急基幹病院で診療を受けた熱中症患者を対象に，2006年より隔年で熱中症の全国調査（Heatstroke STUDY）を行ってきた[1)2)3)4)]。この報告は，医療機関を受診した時刻別患者数を作業内容別（スポーツ，仕事，日常生活・レジャー）に集計しているが，2006～2012年の4回の全国調査において，夜間（22～5時）に少なからず救急搬送事例を認めた。

- にHsS 2010（n=1781）の作業内容別の病院到着時刻を示す。スポーツでは日中に，仕事では最も暑い午後から仕事後の準夜帯にかけての搬送あるいは受診が多かった。夜間から早朝にかけては，日常生活のなかで，高齢者の屋内（住居）発症が多い。家族が帰宅後あるいは訪問時に異常を認識し，救急要請することが多いためと推定され，夜間にも発症していることが推定された。

- 東京都監察医務院の2018年夏の熱中症死亡者の状況（東京都23区速報値）によれば，熱中症死亡者数124名のうち116名（94％）は屋内で発症しており，発症時刻が不明を除外すると，57％が夜間に死亡していた。また，死亡者の72％は70～80歳代の高齢者で，62％が独居であった[5)]。

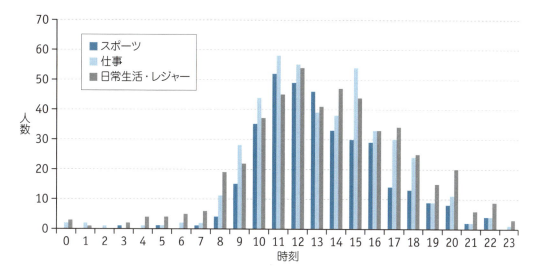

図1 作業内容別の病院到着時刻（Heatstroke STUDY 2012） （文献4より転載）

気候との関係

- 真夏日（最高気温30℃以上）や猛暑日（最高気温35℃以上）の日数や熱帯夜（夜間の最低気温25℃以上）が多くなると，熱中症発症者数および死亡者数は多くなる。猛暑となった2018年5〜9月までにおける全国の熱中症による救急搬送件数は95,137人（48.1％が満65歳以上の高齢者），死亡者数は160人を記録した。搬送件数は，対前年比79.6％増と大幅に増加した[5]。

- 図2に2018年の熱中症による救急搬送件数と東京の最高気温および最低気温の週間平均を示す[5)6)]。6月下旬の梅雨明けから気温は上昇し，それと連動して搬送件数も増えはじめ，7月中旬にピークを迎えた後，8月下旬から漸減している。搬送件数は最高気温および最低気温の週間平均と非常によく連動している。気温や湿度が高く蒸し暑い夜も熱中症に罹患する確率は高くなる。

住宅環境との関係

- Heatstroke STUDYでは，住宅内の発生場所は居間・リビングに次いで寝室（就寝中）が多い。また，集合住宅では最上階で入院患者数の割合が上昇しており重症化している[7]。最上階は日射を吸収する屋根面が

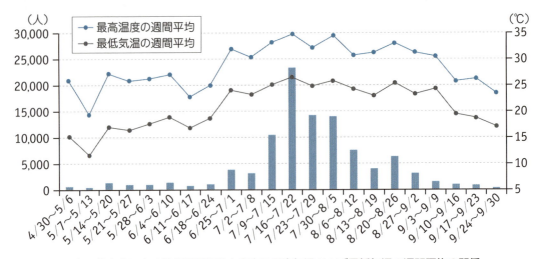

図2 2018年の熱中症による救急搬送件数と東京の最高気温および最低気温の週間平均の関係
（文献5および文献6より筆者作成）

あり，築年数の経過した古い家屋では断熱が不十分なことから室内温度が上昇しやすいと考えられる。さらに昼間に壁や天井が暖められ，蓄えられた熱が夜間に放射熱となって室内に伝導し，室温を上昇させる。

- 特に，コンクリートの壁は，温まりにくく冷めにくい材質のため，夜間にゆっくりと熱を放出するので，外気温が最も高い時間から数時間遅れて室内温度がピークに達する。熱中症になりやすい住居の条件として，寝室が西に面していることと，寝室が最上階にあることなどが挙げられる。
- 夜間の熱中症死亡者はエアコンの使用頻度が低い。高齢者では，エアコンが使える環境にあっても使用していないことが多い。東京都監察医務院の2018年夏の熱中症死亡者の状況（東京都23区速報値）によれば，死亡者の82%はエアコンを使用していなかった[8]。
- 夜間に発症する熱中症は，睡眠中のため気づくのが遅れる場合が多く，重症化しやすい。また，睡眠中は水分が補給されないために脱水状態に陥りやすいことも影響している。すだれやよしず，シェードを設置して日中の室温上昇を抑えつつ，エアコンの使用，住居内の温度・湿度を計測するなど，暑さを緩和する工夫が必要である。

文献

1) 三宅康史，他：熱中症の実態調査—Heatstroke STUDY 2006 最終報告—．日救急医会誌．2008；19：309-321．

2) 三宅康史, 他：本邦における熱中症の実態―Heatstroke STUDY 2008 最終報告―. 日救急医会誌, 2010；21：230-244.
3) 日本救急医学会　熱中症に関する委員会：本邦における熱中症の現状―Heatstroke STUDY 2010 最終報告―. 日救急医会誌, 2012；23：211-230.
4) 日本救急医学会　熱中症に関する委員会：熱中症の実態調査―日本救急医学会―Heatstroke STUDY 2012 最終報告―. 日救急医会誌, 2014；25：846-862.
5) 総務省消防庁：熱中症への対応. 平成30年版消防白書, 2018, p61-64.
[https://www.fdma.go.jp/publication/hakusho/h30/items/h30_hakusyo_all.pdf]（2019年4月23日アクセス）
6) 国土交通省気象庁：過去の気象データ・ダウンロード.
[https://www.data.jma.go.jp/gmd/risk/obsdl/index.php]（2019年4月23日アクセス）
7) 伊香賀俊治：熱中症―日本を襲う熱波の恐怖. 改訂第2版, 日本救急医学会, 監, 三宅康史, 編, へるす出版, 2017, p147-57.
8) 東京都監察医務院：平成30年夏の熱中症死亡者の状況（東京都23区速報値）.
[http://www.fukushihoken.metro.tokyo.jp/kansatsu/oshirase/necchusho30.html]（2019年4月23日アクセス）

藤田　基, 小田泰崇

topics

熱中症と行政の対応

- 政府においては，熱中症の予防と対策にかかわる知識の普及，熱中症対策関連情報の周知，地域の実情に応じた対策を推進するため，関係省庁の緊密な連携を確保し，熱中症対策の効率的・効果的な実施方策の検討および情報交換を行うことを目的として，関係省庁で構成する熱中症関係省庁連絡会議を設置している。同会議において，特に熱中症による救急搬送人員数等が急増する7月を「熱中症予防強化月間」と定め，国民や関係機関への周知等の取り組みを強化している[1]。
- その他，各省庁において，以下のような取り組みを実施している。

① 気象情報の提供，注意喚起

- 全国各地の気温の観測・予測情報[2]，「高温注意情報[3]」「高温に関する気象情報[4]」「高温に関する異常天候早期警戒情報[5]」等の注意喚起情報（気象庁）のほか，①湿度，②日射・輻射など周辺の熱環境，③気温の要素を取り入れた暑さ指数（WBGT）（環境省）[6]等の情報を発信。

WBGT
wet bulb globe temperature
湿球黒球温度
☞ 第1章 Q7 (p.26) 参照

② 予防・対処法の普及啓発

- さまざまな状況における適切な熱中症予防・対処法の普及啓発を推進するため，救急業務・医療現場における熱中症対策（消防庁，厚生労働省）[7, 8]，日常生活における熱中症対策（厚生労働省，環境省）[9, 10]，学校現場における熱中症対策（文部科学省）[11]，スポーツ活動中における熱中症対策（スポーツ庁），職場における熱中症対策（厚生労働省）[12]，農業現場における熱中症対策（農林水産省）[13]，「健康のため水を飲もう」推進運動の支援（厚生労働省）[14]，研修会・講習会の開催（環境省）等の対策を実施。

③ 発生状況等に係る情報提供

- 夏期における熱中症による救急搬送人員数（消防庁）[15]，学校の管理下における熱中症の発生状況（文部科学省）[16]，職場における熱中症による

死傷災害発生状況[12]，人口動態統計に基づく熱中症による死亡者数[17]，熱中症による入院患者数[18]（厚生労働省）等の情報を発信。

④ 調査研究等の推進

- 気候変動と暑熱に関する科学的知見の収集・整理等を実施（環境省）。

文献

＊URLについてはすべて発刊時点のもの
1) 関係省庁の取組について（環境省熱中症予防サイト）
   [http://www.wbgt.env.go.jp/heatillness_rma.php]
2) 気温の状況（気象庁）
   [http://www.data.jma.go.jp/obd/stats/data/mdrr/tem_rct/index_mxtem.html]
3) 高温注意情報（気象庁）
   [https://www.data.jma.go.jp/fcd/yoho/data/kouon/]
4) 全般気象情報（気象庁）
   [https://www.jma.go.jp/jp/kishojoho/]
5) 異常天候早期警戒情報（気象庁）（高温に関する情報は6月より公表）
   [https://www.data.jma.go.jp/gmd/cpd/souten/]
6) 熱中症予防情報サイト（環境省）
   [http://www.wbgt.env.go.jp/]
7) 訪日外国人のための救急車利用ガイド（熱中症予防のポイント等を記載，消防庁）
   [http://www.fdma.go.jp/html/life/gaikokujin_kyukyusya_guide/index.html]
8) 熱中症診療ガイドライン2015（日本救急医学会，厚生労働省）
   [https://www.mhlw.go.jp/file/06-Seisakujouhou-10800000-Iseikyoku/heatstroke2015.pdf]
9) 熱中症環境保健マニュアル2018（環境省）
   [http://www.wbgt.env.go.jp/heatillness_manual.php]
10) 夏季のイベントにおける熱中症対策ガイドライン 2018（環境省）
    [http://www.wbgt.env.go.jp/heatillness_gline.php]
11) 熱中症事故の防止について（文部科学省）
    [http://www.mext.go.jp/a_menu/kenko/anzen/1307567.htm]
12) STOP！熱中症 クールワークキャンペーン（職場における熱中症予防対策）（厚生労働省）
    [https://www.mhlw.go.jp/stf/seisakunitsuite/bunya/0000116133.html]
13) 農作業安全対策：熱中症対策（農林水産省）
    [http://www.maff.go.jp/j/seisan/sien/sizai/s_kikaika/anzen/]
14) 「健康のため水を飲もう」推進運動（厚生労働省）
    [https://www.mhlw.go.jp/stf/seisakunitsuite/bunya/topics/bukyoku/kenkou/suido/nomou/index.html]
15) 熱中症情報・救急搬送状況（総務省消防庁）
    [http://www.fdma.go.jp/neuter/topics/fieldList9_2.html]
16) 学校の管理下における熱中症の発生状況（文部科学省）
    [http://www.mext.go.jp/a_menu/kenko/anzen/__icsFiles/afieldfile/2018/05/16/1339094_02_4_1.pdf]
17) 熱中症による死亡者数（人口動態統計，厚生労働省）
    [https://www.mhlw.go.jp/stf/seisakunitsuite/bunya/0000121413.html]
18) 平成30年度熱中症入院患者等発生情報（厚生労働省）
    [https://www.mhlw.go.jp/stf/seisakunitsuite/bunya/0000169949_00001.html]

〈中村梨絵子〉

第4章 急性症状出現時の対応

Q19 注意すべき初期症状としてどのような特徴がありますか？

A → 暑熱環境での体調不良はすべて熱中症の危険があります。初期症状には，めまい，立ちくらみ，生あくび，大量の発汗，筋肉痛，筋肉の硬直（こむら返り），頭痛，嘔吐，倦怠感，虚脱感，集中力や判断力の低下があります。

高体温のみが熱中症の初期症状ではない

- 熱中症の病態は，高体温による影響と脱水による影響に分けられる。暑熱環境においては1つの方法として，発汗により気化熱を奪われることで体温の上昇を防いでいる。そのため発汗により脱水になり汗がかけなくなったため，結果的に体温が上昇するという過程をたどった場合，初期症状は高体温より脱水の影響（主要臓器の虚血，いわゆる血の巡りの悪さ）が反映されやすい。具体的には，めまい，立ちくらみ，生あくび，大量の発汗，筋肉痛，筋肉の硬直（こむら返り），頭痛，嘔吐，倦怠感，虚脱感，集中力や判断力の低下が挙げられる。
- つまり，大量の汗をかいている間はまだ体温が上昇していないといえる。汗がかけなくなって初めて体温が上昇し始めるのである。それゆえ「高体温ではないから熱中症ではない」というのは誤解である。初期の熱中症は体温を上げないよう体が頑張っている時期ともいえる。

多彩な熱中症の初期症状

- 脱水の影響はあらゆる臓器に出現するため，初期症状は多岐にわたる。
- 日本救急医学会「熱中症に関する委員会（現：熱中症および低体温症に関する委員会）」の推奨する分類（第2章Q8 p.37の図1）でも，軽症のⅠ度に，めまい，立ちくらみ，生あくび，大量の発汗，筋肉痛，筋肉の硬直

(こむら返り)，Ⅱ度に頭痛，嘔吐，倦怠感，虚脱感，集中力や判断力の低下が具体的な症状として記載されている．Ⅰ度やⅡ度の初期症状の段階で適切な対応をしないと，重症化が進行して，意識障害や肝・腎障害，血液凝固障害などの多臓器不全を呈するⅢ度に至る．

熱中症の初期症状を誤解すると……

- 注意が必要なのは，熱中症の初期症状を誤解して熱中症と判断せず，適切な休憩や冷却，水分摂取を行わないことである．すなわち，スポーツをしているときに，「注意力が低下したり手足がつったりするのは本人の体力不足や鍛錬不足によるものだ」と誤解してトレーニングや試合を継続すると，熱中症が重症化して致命的な状態になってしまうことになる．
- 実際に，スポーツや労働関連での熱中症死亡例では，熱中症による症状を「怠けている」「たるんでいる」などとコーチや上司が判断して，さらに厳しい訓練や労働を課すことで急激に熱中症が進行し心肺停止に至る例が報告されている．

―― 神田　潤

topics

症例検討：剣道の練習中に熱中症で倒れ死亡した17歳の男子高校生

概　要

- 剣道部キャプテンである17歳男子が，部員7名とともに8月22日（当日の最高気温30℃）朝9時から高校の剣道場で合宿練習を開始し，11時頃に「もうムリです」と告げた後も，顧問から厳しい指導を受けた結果，異常行動が出現し，転倒して頭部を打撲。12時前に練習を終了し水分摂取と冷却を行ったが，嘔吐して呼びかけに反応しなくなったため救急搬送となった。
- 救急隊到着時，心拍183BPM，血圧80/53mmHg，酸素飽和度97％（酸素投与下），200/JCS，体温37.1℃（測定部位不明）。搬送先医療機関での初療時（13時前）バイタルサインは，心拍170BPM，血圧106/34mmHg，200/JCS，39.3℃（腋窩）であった。加糖細胞外液500mLを最初の30分で，その後1時間で3号液500mL，更に1時間で細胞外液500mLを投与。この間，痙攣様振戦や不穏あり，15時に入院決定，体表冷却の指示が出た。この時点で，脈拍171BPM，血圧97/46mmHg，体温42.0℃，意識なし，便失禁あり。
- 16時過ぎから昏睡，呼吸状態悪化，17時心肺停止に陥り，胸骨圧迫，気管挿管，人工呼吸などの救命処置に反応なく18時50分に死亡。

この症例のポイント

- 8月14日からのお盆期間は完全休養で，お盆明けから合宿を予定するも部員にインフルエンザが出たため延期。21日は部員のみの自主練習，翌22日（死亡当日）から本格的な合宿開始となったため，厳しい練習と暑さに体が順応できていなかった可能性。
- キャプテンであり責任があるためなかなか弱音が吐けない。顧問の指導にもより力が入る危険性。
- 11時過ぎには意識障害（竹刀を取り落としてもそのまま構えるポーズを取ったり，壁に向かって歩きぶつかって頭を打つなど）が出現している。

- 12時前の休憩時にはすでに呼びかけ反応なし。
- 医療機関搬送後，インフルエンザ脳症，頭部打撲による意識障害なども鑑別に挙がっていた。
- 初療時の点滴量/時が少ない。
- 積極的な冷却処置が行われないまま放置され，体温がモニターされていない。

救命のカギ

- 状況から早期に熱中症の可能性を想起する
- バイタルサインの異常をそのまま放置せず，できる応急処置を開始する
- 意識障害の出現は重症のサインであり，すぐに安静，積極的冷却，脱水補正（飲水，点滴）を開始する
- 重症化を認識した場合や，治療に反応しない場合には，すぐに高次医療機関への搬送を考慮する

参考文献

▶ 指標事例No.01 医療判例解説2-38, vol.50 Jun, 2014. 医事法令社.

――― 三宅康史

第4章　急性症状出現時の対応

Q20 熱中症を疑ったときに，まず行うべき応急処置の手順・方法を教えてください

A ➡ まず，涼しい場所で休憩させるようにしましょう。また，声をかけて意識がしっかりしているようであれば，可能なら水分摂取をさせてください。経口補水液が望ましいとされていますが，お茶でも，スポーツドリンクでも構いません。

冷房の設定温度は28℃ではない

- 涼しい環境というのは，理想的には冷房の効いた部屋である。熱中症対策の冷房の設定温度は28℃だと言われることがあるが，これは誤りで，快適に過ごせる軽装への取り組みを促すライフスタイル「クールビズ」の冷房時の室温として28℃が目安とされているのと混同されていると思われる。
- たとえ冷房の設定温度を28℃にしても，室内（患者のいる場所）が必ずしも28℃になるとは限らない。応急的な処置としては，本人が十分涼しく感じて，寒くはない温度設定が望ましいので，28℃にこだわらずに温度を下げるべきである。また冷房では除湿も同時に行われるので，かいた汗が非常によく乾くため気化による冷却効果も期待できる。

冷房がない場合の対応

- 冷房のない環境では，日陰で風通しのよい場所を探して移動するなどの工夫が必要である。ただし，真夏の屋外ではそうした場所でも涼しいとはいえないので，脱衣して体を湿らせて，扇風機やうちわでしっかり送風して，体表の水分を蒸発させるなど，蒸散冷却法を応用することで，応急処置の段階で体を冷やすことができる。
- 自動車があればエンジンをかけ，冷房を最大に効かせて冷やすのも一案

である。

応急処置に望ましい飲料：経口補水液

- 水分摂取は経口補水液（ORS）が望ましい。脱水状態において不足している電解質（ナトリウムなどの塩分）を補うために，経口補水液とスポーツドリンクの成分表（**表1**）に示す通り，一般的なスポーツドリンクよりも電解質濃度が高く，また水と電解質の吸収を速めるために，スポーツドリンクと比べて糖濃度は低い組成となっているからである。
- 経口補水液は塩辛いという印象がある人もいるが，冷やして飲めば塩味は感じにくい。また，脱水や疲労状態では甘く飲みやすく感じるという意見もあるので，一度は飲ませるようにするべきである。

ORS
oral rehydration solution
経口補水液
☞第3章 Q15（p.56）参照

表1 代表的な経口補水液とスポーツドリンクの成分表

区分	商品名		Na (mEq/L)	K (mEq/L)	糖分
ガイドライン	WHO推奨の経口補水液		75	20	1.35%
	アメリカ小児科学会の指針		40〜60	20	2〜2.5%
経口補水液	オーエスワン®（OS-1）	大塚製薬工場	50	20	2.50%
	アクアライトORS®	和光堂	35	20	4.00%
スポーツドリンク	ポカリスエット®（缶）	大塚製薬	21	5	6.70%
	アクアライト®	和光堂	30	20	5.00%

（各商品の成分表示より作成）

神田　潤

column

経口補水液が飲めない場合はどうするか？

どうしても経口補水液が飲めないという人に，無理に飲ませる必要はなく，スポーツドリンクやお茶など摂取可能な飲料を十分量飲ませればよい。よく冷やした水やお茶とともに塩飴（「熱中症予防飴」などと呼ばれ市販されている）を食べさせるのも同じ効果が期待できる。もちろん，経口補水液をスプーン3杯とウーロン茶ペットボトル500mLなら，後者のほうが望ましいのは言うまでもない。

神田　潤

第4章　急性症状出現時の対応

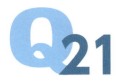　救急車を呼ぶべき状態は？

　意識がない場合，自分で飲料水を飲めない場合，そして水分を摂取して様子をみていても調子がよくならない場合（だいたい20分以内）です。自覚症状がなくても全身の体熱感が残っている場合は救急搬送を要請しましょう。

「熱中症の応急処置」より

- 熱中症の初期対応は熱中症の応急処置（環境省・熱中症環境保健マニュアル）に準じて行う（第2章Q9 p.40 図1）。
- まず行うべきは運動や労働を中止することである。そして，涼しい環境で体を冷やしつつ水分摂取をすることである。その上で，救急車を呼ぶかどうかを判断する。

意識がない場合

- 熱中症を起こしそうな環境で体調不良者がいたら，まず積極的に声をかける。熱中症が発生するような現場では，体温計もなく，熱中症治療の専門家もまずいない。こういった場合にその重症度を推測する（救急車を呼ぶかどうかを判断する）上で役に立つのは，意識がしっかりしているかどうかである。
- まず声をかけその反応を見る。重症の熱中症の主な症状は意識障害であるので，声かけにしっかりした反応がないときには早急に病院で治療を開始するべきである。
- 移動する前の現場でも，涼しい場所に移動した後でも，呼びかけに反応がない場合は救急車を呼ぶ。話がかみ合わない場合や呼びかけに反応があってもすぐ眠ってしまう場合など，普段と様子が違う場合も救急車を

呼んだほうがよい。

自分で飲料水を飲めない場合

- 熱中症の脱水を改善するためには，大量の水分摂取が必要になる。
- 自分で飲料水を飲めない状況では十分な水分摂取は望めないので，医療機関で輸液によって水分を補給するのが望ましい。冷やした水分は体の冷却効果も併せ持っている。

水分を摂取して様子を見ていても調子がよくならない場合

- 自分で飲料水を飲んで，10〜20分程度様子を見ても，調子がよくならない場合は，熱中症の脱水が改善していないことを意味している。脱水の程度が大きく，自力で飲料水を飲むのでは不十分だということなので，医療機関で輸液によって水分を補給するのが望ましい。

自覚症状がなくても全身の体熱感が残っている場合

- 水分補給ができて症状がよくなったとしても，脱水が改善したとは限らない。全身の体熱感が残っている場合は高体温に至っている危険があるので，病院で輸液による水分補給をするとともに，全身の冷却が必要ないかを判断する必要がある。

―― 神田　潤

第4章 急性症状出現時の対応

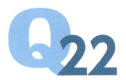 意識がない場合は
どのような対応が必要ですか？

 → 最も重要なのはすぐに救急車を呼ぶことです。熱中症により重要臓器である脳に大きな不具合が起こっている可能性があります。場合によっては熱中症ではなく別の病気かもしれませんが，重症には変わりないので救急車を呼んでかまいません。

重症の熱中症は早期の冷却・集中治療が必要

- 重症の熱中症の主な臨床症状は意識障害であり，早期の全身冷却と脱水の補正は必須である。場合によっては人工呼吸器管理などの集中治療が必要になることもある。したがって，意識がないと判断した場合は，重要臓器である脳が熱中症により傷害されつつあると考えられるので，すぐに救急車を呼ぶのが最優先の対応である。また，熱と虚血に弱い臓器は脳だけでなく，肝，腎，血液凝固系があるが，これらは医療機関での採血などの検査を行わないとすぐには判断できない。
- 続けて，脈拍があることを確認する。仮に，脈拍がない場合は心停止しているので，即座に胸骨圧迫・除細動（AED）などの一次救命処置（BLS）を開始する。
- 脈と呼吸があれば，窒息と誤嚥を予防するために気道の確保に進む。

気道を確保するために回復位で救急車を待つ

- 気道の確保は救急救命処置のABCアプローチ（A：Airway，B：Breathing，C：Circulation）のAに該当し，救命救急で最初にやるべき最も大事なことである。窒息して気道が確保されていないと呼吸や循環が成立しないため，酸素が取り込めず，致死的な状況になる。
- 意識がない場合は舌根が沈下したり，誤嚥したりして窒息しやすくなっ

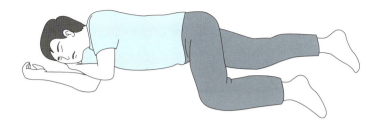

図1　回復体位

ているので，注意が必要である。体を横に向かせる回復体位（図1）は気道が確保されやすく場合によって嘔吐した時にも窒息しにくい体位である。救急車が来るまで，涼しい場所で回復体位にして体を冷やしつつ到着を待つのが理想である。

意識がない場合はアイスプールやシャワーは避ける

- 熱中症の予防や冷却に，シャワーやアイスプールが有効であることはすでに報告されている。しかし，意識がない場合に少ない人数で同じことを行うと，溺水や誤嚥の危険が大きいので避けるべきである。
- わが国では入浴中の死亡事故が多いことが知られているが，その死因は入浴中に熱中症となり，意識を失い溺水したためだと考えられている。

―神田　潤

第4章 急性症状出現時の対応

Q23 常備しておくべき物品や薬剤にはどのようなものがありますか？

A ➡ 一般の医療機関や救護所（保健室）では，蒸散冷却法で体を冷やすために扇風機や霧吹き，濡れタオルが必要です。熱中症には，大量の水分補給も重要なので，飲料水，氷とともに，冷やした細胞外液点滴があればよいでしょう。解熱剤は熱中症には不適切です。

医療機関や救護所（保健室）の目的

- 熱中症での初期対応では，水分摂取と全身の冷却を行う。病院や救護所（保健室）など各施設の規模や目的に応じて，水分摂取と全身の冷却に必要な物品や薬剤を常備するべきである。意識障害やショックを伴う高体温の重症例は，救命救急センターへの早期搬送が必須である。
- 一般の医療機関では数多くの軽症例の治療が求められる。また，救護所（保健室）でも同様で，たとえばスポーツの大会や学校行事では騒ぎながら押し寄せる軽症例の初期対応が求められる。そのため，冷却用具や冷えた飲料の場所を示しておき，自分でできる冷却や飲水はできるだけ家族や付き添いを含め自分たちで応急処置を行ってもらうようにする。
- 現場の応急救護所などはテント張りで空調はまず効いていない。重要なことは，軽症例のなかに混ざって埋もれている少数の重症の熱中症例を後回しにならないようできるだけ早く選び出し（トリアージ，図1），しっかり細胞外液の輸液と気道の確保を施して，高次医療機関への搬送を開始することに尽きる。

医療機関

- 水分摂取には輸液が必要である（冷蔵庫で保管したほうが望ましい）。
- 全身の冷却には蒸散冷却法が有効なので，処置室の冷房を全開にし，扇

check1
声をかけ意識の確認を check

check2
自分でしっかり水分が飲めるか check

check3
応急処置で明らかに回復しているか check

図1 トリアージの方法・3つの check

風機や霧吹き，濡れタオルを用意するのが望ましい．アイスパック（氷嚢・氷枕）や経鼻胃管（胃洗浄）も使用可能である．十分なスタッフがいる場合は多量の氷と冷水，子ども用プールがあれば，アイスプールによる冷却も可能である．

- 冷却の程度や重症度を判断するために，体温計（深部体温が測定可能なものならより望ましい），採血検査（血算・生化学・凝固）も必要である．

> 具体的な冷却法は
> ☞第4章 Q24（p.84）
> を参照

救護所（保健室）

- 水分摂取には経口補水液，全身の冷却には蒸散冷却法が有効なので，扇風機や霧吹き，濡れタオルを用意するのが望ましい．
- 2018年夏季の西日本豪雨被災地での熱中症診療では冷房の設備がなかったが，経口補水液による水分摂取と蒸散冷却法による全身の冷却が有効であった．
- 冷蔵庫と製氷器があると，水分や点滴を冷やしたり，氷嚢をつくって配ることができる．

解熱剤は熱中症には不適切

- 感冒などで発熱した場合には，解熱剤を用いると体温が低下して有効である．これは，感冒による発熱は生体反応として脳内の設定体温が高くなることで高体温となるからである（図2b）．解熱剤はこの設定体温を低下させる作用があるので，高体温が改善する．
- しかし熱中症では，脳内の設定体温は変化していないにもかかわらず，

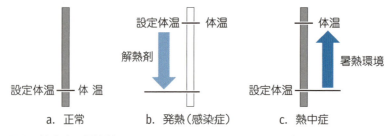

図2　熱中症と解熱剤

暑熱環境により体温が上がるため，解熱剤で設定体温を下げても実際に冷却しない限り体温は下がらない（図2c）。したがって，熱中症で解熱剤を用いるのは無効であり，使用するのは不適切である。

———神田　潤

column

救命救急センターでの重症例に対する治療の流れ

救命救急センターに搬送されてくるのは重症の患者であるので，疾患の根本治療と生命の維持（支持療法）を両立しなくてはならない。熱中症の疑いがある患者には，鑑別疾患の検索・治療を行いながら，冷却を行うのが大原則である。具体的には，複数の医師・看護師で同時に以下の項目について診療を進めていく。

① バイタルサインの測定・ABCアプローチ：血圧，脈拍，呼吸数，意識，SpO_2を測定しながら，ABC（A：Airway，B：Breathing，C：Circulation）の異常がないかを確認する。

② 深部体温の測定：膀胱カテーテルを留置して深部体温を測定する。

③ 静脈路の確保，冷却補液：末梢静脈路を1～2本確保して，冷却した細胞外液の投与を行う。

④ 採血：血算，凝固，生化学に加えて，血液ガスも測定する。感染症が否定できない場合は血液培養も2セット採取する。

⑤ 頭部CT：脳血管障害を含めて意識障害の鑑別のために行う。

⑥ 全身冷却：目標体温を38℃に設定して，蒸散冷却法，クーリングマット，アイスプール，血管内冷却カテーテルなどの冷却法を実施する。

⑦ その他の治療：感染症が疑われる場合は抗菌薬，DICを発症している場合は抗DIC治療（リコンビナントトロンボモジュリンなど）を実施する。

> ABCアプローチについては☞第4章Q22（p.78）を参照

> 実際の冷却方法については☞第4章Q24（p.84）を参照

陥りやすい落とし穴は，鑑別疾患の探索に注意を払いすぎて，冷却を怠ることである。マラソンの最中に意識障害となった患者に，急性心筋梗塞の疑いで冠動脈造影検査をしている間に冷却をしなかった事例や，呼吸不全の患者を肺炎・敗血症と診断して抗菌薬を投与したが冷却をしなかった事例が報告されている。

重症熱中症では，スポーツをして元気だった人が来院時に菌血症になっている事例があり，いわゆるbacterial translocationが原因であると推定される。発症以前の状況で感染症が否定的であっても，生命の危機に瀕しているような熱中症患者では，血液培養の採取と抗菌薬の投与は必須であると考えらえる。

bacterial translocation
バクテリアルトランスロケーション 腸内に生息する菌が腸管上皮を通過して，腸管以外の臓器に移行する現象。

― 神田　潤

第4章 急性症状出現時の対応

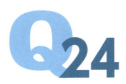 効果的な冷却の仕方を教えてください

 高体温の熱中症には，濡れタオルや霧吹きで体を湿らせて，扇風機やうちわで蒸発させて，気化熱を奪う蒸散冷却法が広く用いられます。輸液は水分補給には重要ですが，それだけでは有効な冷却にはならないので，注意が必要です。

熱中症の冷却法

- 熱中症の冷却法は体外冷却と体内冷却に分類できる（図1）。
- 体外冷却としては，アイスプール，蒸散冷却，ジェルパッド式体外冷却（冷水が灌流するパッドを用いる）が行われる（図2）。
- 体内冷却としては，血管内冷却（冷水が灌流するバルーンを装着した中心静脈カテーテルを用いる，図2），体外循環による体温管理（経皮的心肺補助装置を用いる）が開発されている。これらは，それぞれの有効性を示した10〜20例程度の症例報告はあるが，相互比較した大規模研究

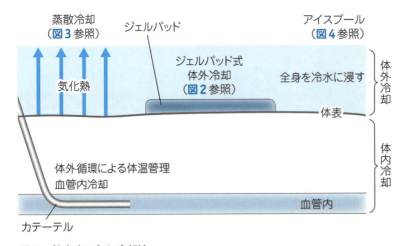

図1 熱中症の主な冷却法

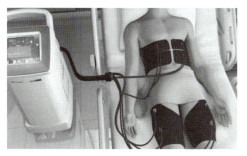

アークティックサン

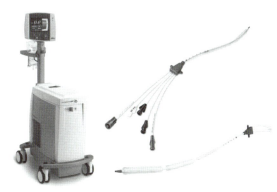

サーモガードシステム

デバイスの名称	アークティックサン5000（IMI）	サーモガードシステム（旭化成ゾールメディカル）
冷却方法	体表に付けたジェルパッドを冷やし胸壁・大腿部からの伝導により冷却	中心静脈カテーテルに付属した複数のバルーンに冷生食を通して静脈血そのものを冷却
保険適応	現状では低体温療法（体温調節療法）のみ，4日間	2バルーン：頭部外傷・クモ膜下出血・熱中症の冷却のみ，7日間 3，4バルーン：低体温療法（体温調節療法）のみ4日間
対象	新生児用クーリングパッド，乳幼児用頭部冷却パッドもあり	身長130cm以上
侵襲性	体表に貼るのみで非侵襲的	中心静脈穿刺，留置，管理が必須
合併症	パッドの継続使用による皮膚トラブル・褥瘡	通常の中心静脈カテーテルと同様（気胸・血栓・感染・不意の抜去）で頻度も同様
モード	【平熱療法】【低体温療法】	【最速（冷却）】【定速（復温）】【発熱コントロール】
復温時間（1時間あたり）	0.01～0.5℃	0.1～0.65℃

アークティックサン（図左）は非侵襲的で簡便だが，熱中症に対する冷却の保険適用はない。また，体型やパッドの付け方，種類によって冷却効果にムラがある場合がある。
サーモガードシステム（図右）は2バルーンのICYカテーテルが熱中症での冷却に保険適用されており，CVカテーテルを用いた体内冷却で静脈血液そのものを冷やすので，確実な冷却効果が期待できる。ただし，血管内容量が少ない場合や，循環動態が不安定で十分な血流がない場合，体格が大きい場合など，2バルーンでは十分に冷やせないケースも起こりうる。

図2 ジェルパット式体外冷却（アークティックサン）と血管内冷却（サーモガードシステム）の比較

はない。特定の冷却法を推奨するエビデンスがないので，それぞれの判断で冷却法を採用することが容認されている。

蒸散冷却法

- 蒸散冷却は，霧吹きや濡れタオルで患者の体表面を濡らして，扇風機やうちわにより送風して気化熱を奪う冷却法で，わが国では最も多く採用されている冷却法である。これに氷囊での腋窩や鼠径への局所冷却を併用する（図3）。

アイスプール

- 浴槽の冷却水に患者を浸す冷却法であり，わが国ではあまり用いられていないが，諸外国ではスポーツなどの労作による熱中症に多く用いられている（図4）。プールの中ではモニタリングができず，急変対応ができないのが難点であるが，自分で動けて意識障害のない患者の場合は，溺水の危険も少なく有効だと考えられる。

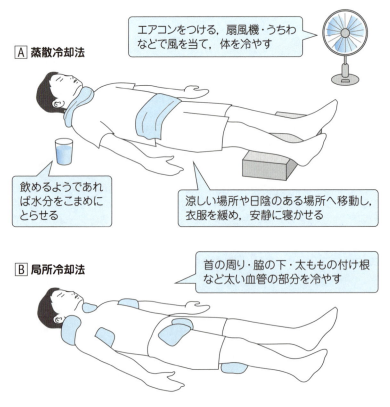

図3 蒸散冷却法と局所冷却法

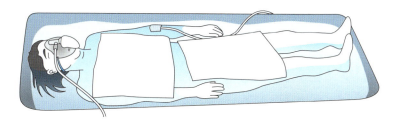
図4　アイスプール

輸液のみによる冷却は避けるべき

- 冷却した輸液のみを用いた冷却は，体内・体外冷却に比べて転帰が悪化することがわかっている。輸液は体内・体外冷却を補完する冷却方法であり，主な目的は水分補給であることを再認識するべきである。

神田　潤

第4章 急性症状出現時の対応

Q25 冷却の目安時間や目標温度はありますか？

A → 過剰な低体温を予防するために38℃が目標温度になります。腋窩などの体表の温度ではなく，膀胱や直腸，鼓膜などの深部体温を測定します。「○時間以内に冷却するのがよい」という目安はありませんが，早く冷却を開始するほどよいことは明らかです。

高体温による影響

■ 熱中症の高体温による影響は，深部体温が40℃以上になったら，主に小脳のプルキンエ細胞(Purkinje cells)が変性することによって生じるといわれている。高体温によりプルキンエ細胞が細胞性浮腫を示すことが知られており，実際に意識障害が改善した後，著明な体幹および四肢の小脳性運動失調が問題になることが報告されている。小脳性運動失調には，起立・歩行時のふらつき，手の巧緻性動作の障害，ろれつ障害，嚥下障害などがある。したがって，一刻も早く全身を冷却して，体温を低下させることで高体温の影響を防ぐことができる。

冷却の目標体温

■ 熱中症の体温は膀胱温や直腸温でモニタリングして，深部体温を低下させなくてはならない。冷却を終了した後も体温は低下するので，過剰な低体温になるのを防ぐために，冷却するときの目標体温は38℃にするのが一般的である。

治療の目安時間

■ 治療開始から1時間以内に38℃以下まで達したケースで転帰がよかっ

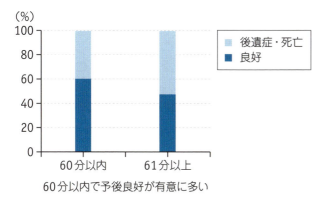

60分以内で予後良好が有意に多い

図1　冷却時間と予後の関係

たという報告がある（**図1**）[1]。しかしながら，1時間以内ならば冷却が遅れてもよいというわけではなく，冷却時間が短ければ短いほど転帰がよくなると考えられる。発熱や意識障害などの鑑別疾患である脳血管障害や感染症の検査を最小限にして，冷却開始までの時間を短くすることを含めて，早急な冷却が望ましい。

文献

1) 神田　潤, 他：熱中症の冷却法・冷却時間と予後の関連について（会議録）, 日集中医誌, 2016；23(Suppl)：385.

神田　潤

第4章 急性症状出現時の対応

Q26 血管内冷却カテーテルによる深部冷却は急性期の治療手段として有効ですか？

➡ 血管内冷却カテーテルは新しく開発された体温管理方法で，熱中症の冷却に有効だったという報告があります。他の方法と比較した研究はありませんが，今後の検証によっては，広く普及する可能性があります。

高体温による影響

- 血管内冷却カテーテル（図1）は，中心静脈留置型カテーテルに熱交換用灌流式バルーンをつけて血管内で血液との熱交換を行い，全身冷却を行う体温管理装置である。熱中症での全身冷却にも適応があり，近年では導入する施設も増え，その有効性を示唆する報告もあるが，他の冷却法に比べて明らかな優位性があるわけではない。

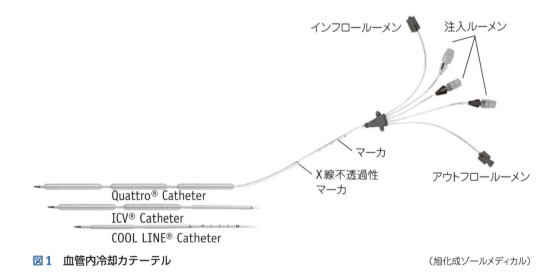

図1 血管内冷却カテーテル （旭化成ゾールメディカル）

血管内冷却カテーテルのメリットとデメリット

- 現在広く用いられている蒸散冷却法やアイスプールに比べての利点は，冷却に携わる医療スタッフが少なくてすむ点が挙げられる。蒸散冷却法やアイスプールは少なくとも5～10名が必要だが，血管内冷却カテーテルは冷却が開始されたら1～2名で十分管理ができる。また，体温管理装置による冷却であるため，36～37℃を目標に冷却しても，過冷却により低体温になることはない。通常の冷却より，より積極的に，より安全に冷却することができると考えられる。一方，デメリットは，中心静脈カテーテルの留置が必要なので患者への侵襲が大きいことが挙げられる。
- 熱中症は多くの患者が同時に発生する可能性があるので，少ない人数で対応できるのは大きな利点であり，重症患者や敗血症を疑う患者では中心静脈カテーテルは必要になることが多いことを考えると，患者への侵襲が大きいとはいえ，デメリットは相対的に小さいといえる。したがって，他の冷却方法との比較の検証が進めば，広く普及する可能性がある。

――神田　潤

第5章 高齢者への対応

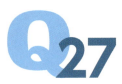
高齢者の熱中症の予後について教えてください

高齢者は加齢による体水分量の減少や，基礎疾患・治療薬の影響，着衣や室温による体温調節の困難，口渇感の低下による水分摂取の減少などにより，熱中症が重症化しやすく，治療開始時の重症度が高いことから健康な成人に比べて予後が悪いことが知られています。

来院時のバイタルサインと死亡率

- 厚生労働省の統計によると，2010（平成22）年以降，国内で熱中症により死亡する65歳以上の高齢者は毎年400人を超えており，熱中症による死者全体に占める高齢者の割合は80%前後で推移している（図1）。
- 熱中症の予後は治療開始時の重症度が高いほど不良である。高齢者が主に罹患する非労作性（古典的）熱中症の場合，来院時のバイタルサイン

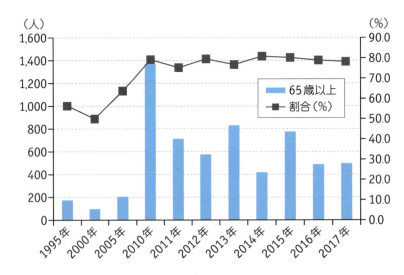

図1　熱中症により死亡した高齢者の割合と人数
年齢（5歳階級）別にみた熱中症による死亡数の年次推移（平成7年〜29年）〜人口動態統計（確定数）より／65歳以上（再掲）からデータを引用

が悪い（深部体温40℃以上，血圧低下，意識障害がある）症例ほど死に至りやすいことが明らかになっている。また，死亡例の特徴としては，高齢者，心疾患の治療歴がある，利尿薬を服用している，介護レベルが高い，施設に入所しているといった条件が挙げられている。

> **死亡例の特徴**
> - 高齢者
> - 心疾患の治療歴
> - 利尿薬を服用
> - 介護レベルが高い
> - 施設に入所している

高齢者に起こりうる阻害要因

- 暑熱環境で体温を正常に保つには，①暑熱環境であることを認識し，退避あるいは環境や着衣の調整ができること，②発汗による体温の調整ができること（体に水分が蓄えられている，失われた水分を経口摂取によって補うことができる，水分の喪失を防げる）などが必要である。
- しかし高齢者は，気温や湿度の上昇を認知しにくいため，仮に自力で移

> **ミニ知識**
>
> 日本救急医学会が2006年より2年ごとに行ってきた熱中症の全国調査Heatstroke STUDYの2012年最終報告（2,130例）でも，エアコンの設置状況と熱中症発症の年齢，重症度との関係を調査している（図2）。若年者ではエアコンそのものの設置がないものが多い。これに対し，高齢者ではエアコンがあっても停止中が多く，停止例では，使用中，設置なしに比べⅢ度の割合が高い。若年者はエアコンがなくてもさほど重症化せず，高齢者でエアコンを使用していれば重症化が防げること，エアコンがあっても使用していない場合に重症化していることがわかる。
>
>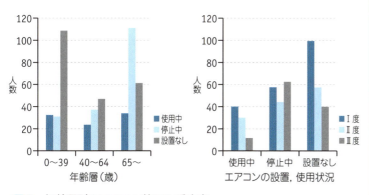
>
> **図2　年齢層別のエアコン使用と重症度**
> 左：年齢とエアコンの設置，使用状況
> 右：エアコンの設置，使用状況と来院時重症度
> （日本救急医学会 熱中症に関する委員会：熱中症の実態調査—日本救急医学会—Heatstroke STUDY 2012 最終報告—．日救急医会誌，2014;25:846-862．図14より転載）

動してエアコンのスイッチを入れることが可能な者であっても，回避行動につながらないことがある．また，エアコンや扇風機を必要な環境（特に寝室，台所，脱衣所等）に設置していなかったり，設置していても経済的負担の危惧や冷気への不快感から適切に使用していなかったりすることもある[1]．

- さらに，加齢とともに体水分量が減少すること（一般成人の体水分量が体重の55〜60％を占めるのに対して70歳では50％ほどの蓄えになる）や，代謝によって体内でつくられる水が減少すること，尿濃縮能が低下すること（脱水でも尿量が減少しにくい），ナトリウム保持能の低下により水分保持量が減少すること，口渇中枢の機能低下（水分が不足しても喉が渇かない）により飲水行動が減少することによって脱水に傾きやすい[2]．

- 加えて，高齢者は基礎疾患として心疾患，高血圧，糖尿病などを有することも多く，処方されている利尿薬，利尿作用のある経口血糖降下薬（SGLT2阻害薬）などはさらに脱水を助長する．発汗そのものを抑制する作用のある薬（パーキンソン病治療薬，頻尿治療薬，ある種の抗不整脈薬，抗うつ薬など）を投与されている者も少なくない．これらの背景から，高齢者は熱中症に陥りやすい「熱中症弱者」であり[3]，熱中症が重症化しやすいのである（**表1**）．

> 熱中症で特に注意が必要な薬剤については ☞第6章 Q33 (p.116) を参照

- 特に，認知症を指摘されている，要介護認定を受けていないか受けていてもサービスを利用していない，独居（日中独り）か配偶者と2人暮らし，自宅に空調設備がないかあっても使用していない等の高齢者は，自宅内で熱中症を発生しやすい．

表1　高齢者に起こりうる環境調節阻害要因

体温の調節方法	必要な条件	高齢者に起こりうる阻害要因
室温・着衣の調節	暑いと感じること	・気温・湿度の変化を感じにくい
	エアコン・扇風機の使用	・経済的不安への危惧 ・冷気が苦手 ・必要な環境にエアコンが設置されていない
	着衣の調節	・ADLの低下（着替え困難） ・不適切な衣服の選択
発汗による調節	体内に水分があること	・体水分量が減少する ・代謝水が減少する ・尿濃縮能の低下（尿量が減らない） ・処方薬による利尿作用
	足りない水分を補う	・口渇中枢の機能低下による飲水行動の減少
	汗が出ること	・発汗を抑制する作用のある薬を投与される

重症化させないための対策

- これらの高齢者において熱中症を重症化させないためには，家族や行政の担当者による見守り体制・無事確認体制（できれば1日2回）の構築，空調設備の設置援助のほか，各家庭に温湿度計を配布して体感温度を数値として見えるように工夫するなどの活動が重要である[1)4)]。エアコンの冷風が苦手な場合は，エアコンと扇風機を併用することで不快感が軽減されうること[1)]を伝えたり，上着や寝具等による調整を提案したりするとよい。
- 併せて，外出時に屋外で動けなくなってしまうようなことがないよう，外出時間帯の選定や帽子の着用，水分の携行，保冷材による首周りの冷却についても勧めるようにしたい。

文献

1) 柴田祥江, 他：日生気象会誌, 2018；55：33-50.
2) 武井 卓：日老医誌, 2018；55：338-344.
3) 芳田哲也：日生気象会誌, 2015；52：97-104.
4) 岩田充永, 他：日老医誌, 2008；45：330-334.

――垂水庸子

topics

在宅医療現場の熱中症

- 非労作性（古典的）熱中症のリスクとして，高齢者，独居，要介護者，基礎疾患（心疾患，悪性疾患，精神疾患），降圧薬・利尿薬・向精神薬の内服が挙げられる。高齢者において，熱中症のリスクが特に高いのは単独世帯あるいは夫婦のみの世帯であるが，子どもらと同居しているとしても日中独居であれば同様に高リスクと考えなければならない。

> 特に注意が必要な薬剤については☞第6章 Q33 (p.116) を参照

- 2016年度の内閣府の統計[1]によると65歳以上の高齢者のいる世帯数は24,165で，うち27.1％は独居，31.1％は夫婦のみの世帯であった。2014年度の厚生労働省の統計[2]では訪問診療の実施件数（在宅患者訪問診療料の算定件数）は月間60件以上に及び，在宅医療の対象患者は増加傾向にある。これらの統計から，在宅医療の対象のなかに相当数の独居，老老介護の世帯があることが推測される。

- 在宅医療の実施されている患者は基本的にADLが低下し，自ら室温や着衣，水分摂取量を調整することが困難である。さらに，こうした患者の自宅では，日当たりのよい窓際にベッドが置かれていることが多く，冷房が適切に使用されていないケースも少なくない。加えて，老老介護の場合には明らかに着衣や寝具が不適切（冬用，厚手，重ね着など）であることも多いため，日中デイサービスを受ける比較的ADLのよい高齢者と比べても熱中症発症のリスクが高いことは疑いようもない。

- 高瀬は，在宅患者における熱中症を早期発見するために脱水症のスクリーニング法を提案した[3]。筆者は，さらにいくつかの項目を追加することで，高リスク症例を抽出し，早期介入を心がけるとよいと考えている（表1）。

- 介護を担う同居家族の体調悪化により患者が熱中症に至ることも少なくないため，自宅訪問時には患者だけでなく同居家族の体調変化についてもスクリーニングを行う。基礎疾患あるいは感染症等の急性疾患においても，暑熱環境という要素が加わることで病状が複雑になり，他の季節とは異なる管理が必要とされることが多いことに留意すべきである。

表1 脱水症のスクリーニング

リスク	・高齢者である ・日中を1人，あるいは高齢者のみで過ごしている ・本人・あるいは介護者の認知機能が低下している ・睡眠障害がある ・降圧薬・利尿薬・向精神薬などが処方されている ・直射日光が当たる窓のそばで過ごしている・寝ている ・トイレまでの移動距離が長く，廊下やトイレに冷房がない ・冷房が使用されていない・室内の温度や湿度・遮光管理が適切でない（夜間冷房を使用していない・ベッド周辺の室温が28℃を超えるなど）
体調変化	・いつもに比べて声がきちんと出ていない ・肌につやがなく張りがない ・足がつる ・頭痛がする ・食欲がない

文献

1) 内閣府：平成30年版 高齢社会白書（全体版）.
 [https://www8.cao.go.jp/kourei/whitepaper/w-2018/html/zenbun/index.html]（2019年5月1日アクセス）
2) 厚生労働省：中央社会保険医療協議会総会第343回（2017年1月11日）資料・在宅医療（その1）. 2017.
 [https://www.mhlw.go.jp/file/05-Shingikai-12404000-Hokenkyoku-Iryouka/0000155814.pdf]（2019年5月1日アクセス）
3) 日本救急医学会監：熱中症―日本を襲う熱波の恐怖. 改訂第2版, へるす出版, 2017, p94-97.

垂水庸子

第5章 高齢者への対応

Q28 高齢者施設でケアするときの注意について教えてください

A → 高齢者施設では，暑さ指数（WBGT）に基づいた室内の温湿度管理や時間を決めた水分の摂取を行うことが重要です。体重測定とチェックシートを活用して「かくれ脱水」の発見に努め，水分と塩分の摂取方法については経口補水液にこだわらず高齢者の好みに合った方法を検討するとよいでしょう。5月末頃からタンパク質摂取と運動を組み合わせた暑熱順化に取り組んでおくのも熱中症の予防につながります。

WBGTを意識した管理

- 高齢者施設には，夏季に自宅での適切な温湿度管理や熱中症対策が難しい認知症患者や要介護者のシェルター（避難所）としての役割もある。
- 施設の環境については，気温，湿度，風，日射・輻射を反映した暑さ指数（WBGT）を意識した管理を行うことが推奨されている。高齢の利用者と介護に携わるスタッフとでは適温と感じる温度が異なり，一般にスタッフにとっての適温は利用者にとって寒いと感じられることが多い。
- したがって，エアコンの設定温度ではなく室内温度・湿度を測定しながら管理すること，さらに遮光カーテンや葦簀（よしず），緑のカーテンによる屋外からの太陽光の遮断や，扇風機（サーキュレーター）の併用等により両者にとって快適な環境づくりを目指すことが必要である。扇風機にはエアコンの冷気が直接体に当たらないようにするとともに，室内の空気を循環させて室温を均一にする効果がある。扇風機の風のほうがエアコンの風に比べて高齢者も不快を感じにくいという報告もある。
- 利用者にWGBTの値を直接確認してもらったり，他の入居者がどのような方法で室温管理をしているかをあえて紹介したりすると，施設を利用しない日の自宅での過ごし方の改善にも役立つだろう[1]。

WBGT
wet bulb globe temperature
湿球黒球温度
☞ 第1章 Q7 (p.26) 参照

スタッフの対応
- 利用者よりも薄着を心がける
- スタッフの休憩室はエアコンの温度を低めに設定しておく

などの配慮によりスタッフ自身の熱中症を予防する必要がある

「かくれ脱水」に対する早期介入

- 施設では利用者に適切な水分摂取を促すことも重要である。自宅で過ごす間に脱水傾向になる利用者は少なくなく，来所時と帰宅時の体重測定，チェックシート（表1）を活用して「かくれ脱水」[2]の発見を行い，早期介入を行う。
- 食事を普段通りとることができている場合，熱中症の予防として摂取する水分は水（塩分・糖分を含まない水分）でよい。
- 一方，かくれ脱水に陥っている場合や発汗等によって喪失した水分を補う場合には，5～15℃の経口補水液（0.2％程度の塩分，1～2％程度の糖分を含む）が適しており，摂取が進まない場合には利用者の好みに合わせて効率よく摂取してもらえるよう工夫するとよい。たとえば少量の漬け物や塩昆布・梅干し等とお茶，昆布茶，薄めの澄まし汁や味噌汁でもよく，冷たいものだけでなくぬるめのものでもかまわない。一度にたくさんの水分を摂取できない高齢者も多いため，少量ずつ，複数の摂取タイミングを設定し，摂取した量がわかるように工夫するとよい。

かくれ脱水チェックシート
https://www.kakuredassui.jp/usefulinformation/senior/senior01

熱中症診療ガイドライン2015（日本救急医学会）のCQ5「熱中症の予防・治療には何を飲めばよいか」の文中にも「梅昆布茶や味噌汁などもミネラル，塩分が豊富に含まれており熱中症の予防に有効と考えられる」との記載がある

表1 改訂かくれ脱水発見チェックシート（21点満点）

チェック項目	配点
皮膚の乾燥・カサつきがある	2点
冷たい飲食物を好む	2点
女性である	4点
BMIが25以上	5点
利尿薬を内服している	6点
緩下薬または便秘治療薬を内服している	2点

合計が9点以上の場合，かくれ脱水である可能性が高い
かくれ脱水とは：脱水症の前段階状態
①血液所見では体液不足に伴い血清浸透圧が基準値上限（291mOsm/kgH$_2$O）よりも増加している（292～299mOsm/kgH$_2$O）
②体重の1～2％に相当する量の体液が喪失している

（文献2より引用改変）

梅雨明け前の暑熱順化

- 可能であれば梅雨明けの前に施設での活動を通じて暑熱順化を進めておくと，熱中症の発症予防に役立つ。暑熱順化とは，暑さに対する適応をいい，皮膚血流量の増加，発汗開始閾値温の低下，発汗量の増加，汗の塩分濃度の低下などが起こるものである。
- 具体的な方法としては，5～6月に「やや暑い環境」で「ややきつい」と感じる運動を1日30分間1～4週間実施する。高齢者では「インターバル

速歩」という3分間の速歩（大股で腕を振って踵から着地する）と3分間のゆっくり歩きを1日5回以上，週4回以上，4週間行う方法が勧められている[3]。さらに，運動直後には牛乳のように糖質とタンパク質を豊富に含む食品をコップ1〜2杯摂取すると，血漿アルブミン量，血漿量の増加，発汗や皮膚拡張反応の改善につながり，体温調節能の改善効果が得られるとされる[4]。

- これらのすべてを行うことは難しいかもしれないが，可能な範囲で行えば重度の熱中症に至る高齢者の減少につながるであろう。

文献

1) 柴田祥江, 他：日生気象会誌, 2018；55：33-50.
2) 谷口英喜, 他：日老医誌, 2015；52：359-366.
3) 日本生気象学会：日常生活における熱中症予防指針. Ver.3 確定版. [http://seikishou.jp/pdf/news/shishin.pdf#search=%27]
4) 能勢　博, 他：乳業技術, 2017；67：48-59.

———— 垂水庸子

column

熱中症の最新情報収集に役立つWebサイト

①厚生労働省：熱中症入院患者等発生情報（URLは2018年のもの）
https://www.mhlw.go.jp/stf/seisakunitsuite/bunya/0000169949_00001.html

熱中症の発生が危惧される7月1日～9月30日の間，当該日（0～24時）に報告された熱中症による入院患者数等の即時情報を報告翌日に公表している（土日曜日分は月曜日に併せて公表）。

②総務省消防庁：熱中症情報
http://www.fdma.go.jp/neuter/topics/fieldList9_2.html

5～9月の間，熱中症による全救急搬送数を毎週火曜日に速報値として公表している。都道府県別に週別および累計速報値が示され，前年との比較も可能である。さらに，年齢区分（新生児，乳幼児，少年，成人），傷病程度（死亡，重症，中等症，軽症）および発症場所（住居，仕事場，など）の詳細も閲覧可能である。メディア報道でも頻繁に取り上げられており，熱中症の注意喚起の目安としても実用性が高い。

③環境省：熱中症予防情報サイト
http://www.wbgt.env.go.jp/

4月下旬から10月上旬までの間（2019年は4月19日より開始），全国11都市（札幌市，仙台市，新潟市，東京都，名古屋市，大阪市，広島市，高知市，福岡市，鹿児島市，那覇市）の，①暑さ指数（WBGT：湿球黒球温度）実況値，②全国約840地点の「暑さ指数実況推定値」，③今日・明日・明後日の「暑さ指数予測値」を毎日公開している。暑さ指数（6都市）と熱中症による救急搬送者数の関係について毎週木曜日に前週の結果を公開している。また，熱中症について学ぶための資料や動画（You Tube）の配信，熱中症の普及啓発資料（熱中症環境保健マニュアル，夏季のイベントにおける熱中症対策ガイドライン，リーフレット，ポスター，カードなど）のダウンロードが可能である。その他，熱中症対策にかかわる講演会の案内や，まちなかの暑さ対策ガイドラインもダウンロードでき，熱中症に関する盛りだくさんの情報を得ることが可能である。

④気象庁：熱中症から身を守るために
http://www.jma.go.jp/jma/kishou/know/kurashi/netsu.html

全国各地域の気温の観測情報をリアルタイムで提供するとともに，気温の予測情報として，全国の都道府県で毎年4月第4水曜日から10月第4水曜日を対象とした期間に，翌日または当日の最高気温がおおむね35℃以上になることが予想される場合に「高温注意情報」を発表し，熱中症への注意を呼びかけている。また，5日後から14日後までを対象として，1週間の平均気温が平年よりかなり高くなると見込まれる場合，「異常天候早期警戒情報」を発表している。

藤田　基，小田泰崇

第5章 高齢者への対応

Q29 基礎疾患のある高齢者の水分摂取について注意すべき点,経口摂取できない高齢者への対応を教えてください

A ➡ 摂取量や塩分の制限について主治医の指示を仰ぐこと,環境や着衣による体温の調節を心がけ,過度に水分需要を増やさないようにすることが重要です。認知症や精神疾患のある方の場合は,ご家族や介護者の方が食事量・飲水量を把握し,1日に必要な水分がとれるように調整してください。

- 水分の補給において,食事を普段どおりきちんと摂取することが最も重要な方法である。飲水によって一度にまとめて摂取した水は尿中に出ていき,体内にとどまりにくい。
- 健常者の場合,食事が普段通り摂取できるならば,基本的には不感蒸泄と発汗によって喪失した分の水分を補えばよい(1日1.2L程度)。一般には発汗しやすい睡眠時と入浴時の水分喪失を補うために,就寝時,起床時,入浴前,入浴後には約200mLの水分を摂取し,日中は1時間に1回程度100mL程度の水分を摂取することが推奨されている。大量の発汗を伴う運動や作業時は,経口補水液等の塩分・糖分を含む水により体重減少量の7～8割を補う[1]。

疾患を有する場合は主治医の指示を仰ぐ

- 基礎疾患,特に心疾患や腎疾患,重度の肝疾患(肝硬変)などうっ血や水分貯留をきたしやすい疾患を有する場合は,自己判断で経口補水液等の塩分を含む水分を摂取すると,体内に水分が貯留し病状が悪化する危険性がある。したがって,あらかじめ主治医に水分制限の有無を確認し,その指示に従うことがきわめて重要である。 心不全,肝硬変による浮腫・腹水,ネフローゼ症候群など
- 食事を含めて1日の塩分摂取量を6g以内にとどめ,特に主治医の指示

がない場合でも，体重を朝晩2回，最低でも1日1回計測し，健常時（梅雨明け前）の体重を維持できるよう管理する。2kg以上の増加や浮腫の出現・悪化があれば，速やかに主治医に相談しなければならない[2]。

> 毎日体重測定
> 2kg以上の増加は，主治医に報告

- 市販されている経口補水液にはカリウムが多く含まれるため，腎疾患がある場合，特に血液透析を受けている場合にはカリウムの過剰摂取にも注意する必要がある（**表1**）。

表1 経口補水液とスポーツドリンクの違い

	経口補水液 （100mLあたり）	スポーツドリンク （100mLあたり）
エネルギー	約10kcal	20～25kcal
食塩相当量	0.25～0.3g	約0.1g
カリウム	約80mg	10～20mg

糖尿病患者の水分補給

- 糖尿病患者は脱水を起こしやすいが，スポーツドリンク・経口補水液を摂取すると血糖値が上昇し，尿中の糖が増加することによってさらに水分が排出される危険があり注意しなければならない（浸透圧利尿）。
- 脱水によって元気がないと考えられる場合でも，実際は高血糖に陥っている場合もあるため，可能であれば血糖値を測定し，高血糖（300mg/dL以上）の場合には速やかに主治医に相談させる。また，血糖値が高めの場合はまず，糖分を含まない水を摂取させるようにする。
- 大量の発汗があるなど，多くの水分摂取が必要な場合は0.1％食塩水（柑橘類などで香りをつけると飲みやすい）を摂取させる。スポーツドリンクや経口補水液を多量に摂取させた場合には血糖測定によって血糖値の変化を把握するとよい。
- 嚥下障害や体調不良により水分を十分に経口摂取できない場合は，一度にまとまった量を摂取させず，ごく少量ずつを頻回に（たとえば1口，10mL程度ずつを1～2分おきに）摂取させる。嚥下障害の場合は飲料にとろみをつけたりゼリー飲料を利用したりするとよい。

認知症や精神疾患がある場合の対策

- 認知症や精神疾患を有する高齢者は，着衣や室温の調整といった体温調

節行動や，自らの意思で不足した水分を補うことが難しいために脱水症，熱中症に陥りやすい．それだけでなく，脱水によって認知機能や精神症状が悪化し，さらに水分摂取が困難になることがある．

- このため，家族や介護者が食事量・飲水量を把握しながら定期的に少量ずつ水分摂取を促すなどして積極的に管理する必要がある．このとき，1日分の食事は約1,000 mLの水分に相当すること，食事以外に必要な水分量は前述の通り約1,200 mLであることを念頭に目標の摂取量を判断するとよい（たとえば，食事が普段の半分程度しかとれていない場合には，水分を1日1,700 mL摂取してもらう）．

- いずれにしても，基礎疾患を有する高齢者の場合は，環境や着衣による体温管理を行い，追加摂取すべき水分の需要を減らすよう心がけることが重要である．

文献

1) 日本生気象学会：日常生活における熱中症予防指針．Ver.3 確定版．
   [http://seikishou.jp/pdf/news/shishin.pdf#search=%27]
2) 日本循環器学会, 他：急性・慢性心不全診療ガイドライン（2017年改訂版）．
   [http://www.j-circ.or.jp/guideline/pdf/JCS2017_tsutsui_h.pdf]
3) 糖尿病の療養指導Q&A―Q2 糖尿病と熱中症 糖尿病患者の熱中症対策について．

———— 垂水庸子

topics

熱中症予防啓発活動への取り組み：「熱中症ゼロへ」プロジェクト

- 日本気象協会は，「自然界と調和した社会」の創生を目指して，気象・環境・防災などにかかわる調査解析や情報提供している企業として，熱中症にかかる方を減らしたいという考えから，2013年夏に事業活動の一環として「熱中症ゼロへ」プロジェクトを発足し，以来活動の規模を拡大しながら実施している。2019年2月現在，協賛企業（オフィシャルパートナー）数は17社，協力自治体数は43自治体，協力団体数は14団体，公式クールスポット（プロジェクトの理念に賛同して協力している店舗や施設）は約400カ所へ増加し，官民を挙げた取り組みとなっている。
- 「熱中症ゼロへ」とは，文字通り熱中症にかかる方を減らし，亡くなってしまう方をゼロにすることである。啓発コンセプトは，①知って，②気づいて，③アクションである。「熱中症ゼロへ」の活動趣旨，そこから発信される正しい知識（熱中症の危険性・対策の方法・自分はもちろん家族や周りの人を守れることなど）を「知って」もらい，熱中症の危険がある環境にいることに「気づいて」もらう，熱中症対策の正しい「アクション」（対策に効果的な商品・サービスを利用してもらう）を促していく"3ステップ"で効果的な熱中症対策を実践している。
- 主な活動内容は，熱中症予防・啓発イベントやセミナーの実施，「熱中症ゼロへ」のウェブサイト（https://www.netsuzero.jp/）による情報発信である。2018年には，「熱中症ゼロへ」サマーフェスティバル2018の開催，環境省主催「7月の熱中症予防強化月間」啓発イベント2018の運営などが行われた。「熱中症ゼロへ」のウェブサイトでは，熱中症の症状・予防・対策・応急処置についての正確な知識を学習できるほか，気象情報とリンクした啓発情報を得ることができる。年代や活動レベル，現在地を選択し熱中症危険度を予測する「熱中症セルフチェック」や過去の気象データと熱中症と診断された医療機関受診者数の情報に基づいて熱中症にかかる危険性を予測する「あなたの街の患者数予測」などがある。

―― 藤田　基, 小田泰崇

第6章 合併症を持つ患者への対応

Q30 熱中症にはどのようなリスクファクターがありますか？

A ➡ これまでの海外を含む臨床研究から，年齢（高齢者と小児），高温環境での作業，突然の高温環境への変化，エアコンのない環境，社会的孤立者，経済的弱者，特定の薬剤，特定の健康状態（慢性肺疾患，慢性心疾患，糖尿病，肥満，担癌状態，精神疾患，活動性低下，熱中症の既往等）がリスクファクター（熱中症弱者）と言われています。

- 熱中症は，環境や運動で上昇した体温を逃すことができなかったり，脱水になることで発症する。つまり，これらが起こりうる条件が熱中症が起こるリスクであるといえる。このリスクは以下のように身体，環境，行動の3つに分けることができる[1]。

> ①**身体**：高齢者，小児（特に乳幼児），持病，内服薬，肥満，体調不良，脱水，寝たきり
> ②**環境**：高温，多湿，風が弱い，急に暑くなった，エアコンがない，社会的に孤立している
> ③**行動**：激しい運動，急激な運動，長時間の屋外作業，飲水不足

- 熱中症には労作性熱中症と非労作性（古典的）熱中症がある。
- **労作性熱中症**：運動や肉体労働を行った健康な人に起こることが多く，典型的な例は運動選手や肉体労働の従事者である。非労作性に比べて重症例は少ないが，高温多湿な環境で飲水の機会が少ない場合は重症化しやすい。
- **非労作性（古典的）熱中症**：日常生活を送る高齢者に起こることが多く，重症例が多いことが特徴である。特に屋内で発症する非労作性熱中症は高齢女性，独居に多く，精神疾患，高血圧，糖尿病，認知症などの基礎疾患を有する症例は重症化しやすい。

✎ ミニ知識

表1 労作性熱中症と非労作性（古典的）熱中症の比較

	労作性熱中症	古典的（非労作性）熱中症
年齢	若年〜中年	高齢者
性差	圧倒的に男性	男女差なし
発生場所	屋外，炎天下	屋内（熱波で急増）
発症までの時間	数時間以内に急激発症	数日以上かかって徐々に悪化
筋肉運動	あり	なし
基礎疾患	なし（健康）	あり（心疾患，糖尿病，脳卒中後遺症，精神疾患，認知症など）
予後	良好	不良

（文献2より転載）

高齢者と乳幼児のリスク

- 高齢者は筋肉量が少なく体液量が減少しているため，脱水になりやすい。また加齢とともに体温調節機能や口渇中枢も衰え，汗もかきにくくなるため飲水量が減り，熱を逃しにくい。基礎疾患を有する頻度も高く，特に認知症があると環境の変化にも気が付かず，周囲に体調不良を訴えることも困難なことがあるため重症例が多いと考えられる。

> 高齢者への対応は
> ☞ 第5章 Q27 (p.92)
> を参照

- 乳幼児は体液量が多いこと，体温調節機能が未熟であること，体表面積が体の大きさに比べ広いことから環境温度の変化に左右されやすく，身長も低いので地面からの熱の影響を受けやすいとされている。通常，気温は地面から150cmの高さで測定するが，これが32℃の場合，50cmの高さでは35℃を超えているという報告[1]もある。さらに，体調不良をうまく伝えられないこともあるので周囲の大人が注意して観察することが重要である。

> 乳幼児への対応は
> ☞ 第7章 Q34 (p.118)
> を参照

スポーツによるリスクと好発時期

- Heatstroke STUDY 2012[3]のスポーツにおける熱中症例のデータを示す。圧倒的に10代の男女が多い（図1）のは，小学校高学年，中学〜

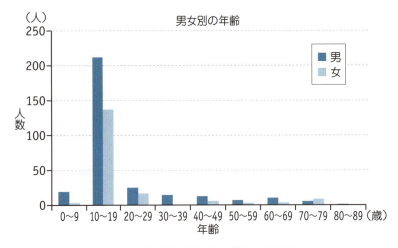

図1 スポーツにおける年齢層別，男女別の熱中症発生数
(文献3 図9より転載)

　高校と最も激しくかつ長い時間にわたってクラブ活動やスポーツを行う時期にあるというだけでなく，体が未熟な子ども体型から急激に発達する過程にあり，思春期に特有のホルモンバランスの時期であること，新入生としてしごかれ弱音を吐けず，上学年になれば勝利への責任感やプレッシャーなどで頑張らざるをえない状況下に置かれるということが考えられる。体調不良でも休めないこともある。

- スポーツの種類では，屋外屋内にかかわらず参加人数の多いものに発生例が多い(図2)。また重症度の割合が高いスポーツに，陸上競技やテニス，ハイキングがある(図3)。陸上競技は当然として，テニスやハイキングでは高齢者の参加が多いことが挙げられるのではないだろうか。逆にバスケットボール，剣道やバドミントンなど屋内競技は重症度率が低い。屋内競技では環境整備が進んでいるとも言えそうである。

リスクの指標となる暑さ指数(WBGT)

- 熱中症が発生する危険度(リスク)の指標として暑さ指数(WBGT)というものがある。これは熱中症を予防することを目的として1954年に米国で提案された指標である。単位は気温と同様に摂氏度(℃)で示されるが，人体の熱収支に影響を与える①湿度，②日射(輻射)など周辺の熱環境，③気温，の3つを取り入れた，気温とは異なる指標である。
- 外部から熱の出入りに関係する気象条件としては，気温，湿度，風速，

WBGT
wet bulb globe temperature
湿球黒球温度
☞第1章 Q7 (p.26)参照

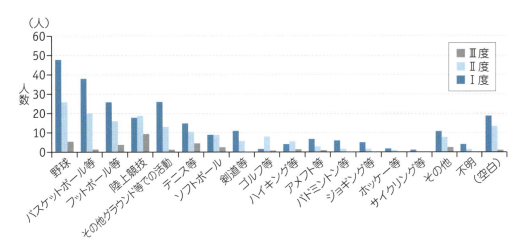

図2 スポーツの種類別の重症度別熱中症発生数　　　　　　　　　　（文献3 図9より転載）

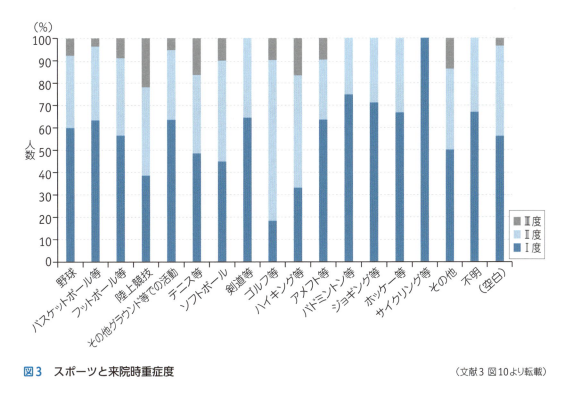

図3 スポーツと来院時重症度　　　　　　　　　　（文献3 図10より転載）

日射・輻射熱がある．気温が高い，湿度が高い，風が弱い，日射・輻射熱が強い場合は熱放散を妨げるため熱中症リスクを増加させる．気温は重要なリスク因子であるが，夏期の湿度が高い日本では湿度も熱中症の増加に寄与しており，それに太陽からの日射や建物からの輻射を考慮し

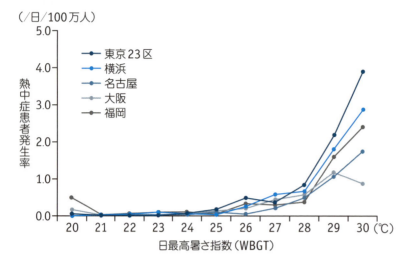

図4　暑さ指数（WBGT）と熱中症発生率
暑さ指数が28℃を超えると熱中症患者発生率が有意に上昇することがわかる。

（文献4より引用）

た指標として暑さ指数（WBGT）が推奨されている。

■図4のようにWBGTが28℃を超えると熱中症患者発生率が増加するため，労作性熱中症対策の指標として利用されている．WBGTに対応する行動指針として，日本スポーツ協会（前　日本体育協会）による「熱中症予防運動指針」や日本生気象学会による「日常生活における熱中症予防指針」があり，運動時や日常生活の行動指針が解説されているため参考にしたい．

文献

1) 環境省：熱中症環境保健マニュアル2018.
   [http://www.wbgt.env.go.jp/heatillness_manual.php]
2) 三宅康史：日本臨牀．2013；71：1065-1073.
3) 日本救急医学会　熱中症に関する委員会：熱中症の実態調査—日本救急医学会—Heatstroke STUDY 2012 最終報告—. 日救急医会誌, 2014；25：846-862.
4) 環境省：熱中症予防情報サイト．
   [http://www.wbgt.env.go.jp/wbgt.php]（2019年4月24日アクセス）

―　西　竜一

第6章 合併症を持つ患者への対応

Q31 熱中症との合併で注意すべき疾患はありますか？

A ➡ 慢性疾患患者（高血圧，糖尿病，心疾患，腎疾患，皮膚疾患，精神疾患，認知症，脳卒中後遺症）は熱中症にかかりやすく，「熱中症弱者」と言われており注意が必要です。

- 熱中症の病態の本質は，①熱そのものによる臓器障害と，②脱水に伴う臓器虚血である。環境からの熱や体内で産生された熱を体外に逃がす体温調節機能として，汗の蒸発（気化熱）や皮膚に血液を集め体表から直接熱を逃がす（放熱）方法があるが，これらの調節がうまくいかない場合に熱中症を引き起こす。つまり，脱水と体温調節機能の低下が危険因子である。

慢性疾患患者の注意すべき疾患

糖尿病

- 遺伝および環境素因によりインスリンが働かなくなり，血糖値が上昇する疾患である。血糖値が上昇することで時間をかけて動脈硬化を起こし血管がダメージを受け，神経，眼，腎臓といった臓器を障害していく。自覚症状としては血糖値上昇に伴い血液の浸透圧が上昇するため口渇感が出現し，さらに浸透圧利尿という病態を引き起こし，尿量が増える。適切に水分補給が行われないと脱水になりやすいが，糖分・浸透圧の高い飲料で補給するとさらに血液の浸透圧上昇をまねくため悪循環である。また，暑くなると運動量が減り血糖値が高くなることが多い。インスリン治療を行っている場合は，体温上昇に伴い血行が良くなりインスリンの吸収が速まるため，低血糖を起こすリスクも指摘されており[1]，夏場はコントロールが困難になる患者もいる。

- このように，高血糖になると尿が増え脱水になりやすくなるし，糖尿病に長期罹患していると，自律神経の働きの低下によって体温調節機能が障害され汗をかきにくく熱を逃がしにくくなるため熱中症に対して注意が必要である。

心不全
- 心不全の原因によらず，全身に血液を送り出すポンプである心臓の機能が悪いため，息切れやむくみをきたす。塩分をとりすぎると血液量が多くなり心臓に負担がかかるため，利尿薬をはじめとする内服薬の影響や飲水・塩分制限を行っていることが多い。
- このため，夏場に汗を多くかいていたり，食欲低下で飲水量が低下したりしている状況では脱水になりやすい。さらに心拍出量が低下していると皮膚への血液量が低下し熱を逃がしにくくなるというリスクも持ち合わせている。

腎不全
- 腎不全の原因によらず，老廃物を体外に排出する尿をつくり出す機能が悪いため，体内に余分なものが溜まってしまい，息切れ，むくみ，電解質異常などをきたす。重症度にもよるが，利尿薬をはじめとする内服薬の影響や飲水・塩分制限によって，夏場は適切な水分補給がなされないと脱水になりやすい。

皮膚疾患
- 皮膚による体温調節機能（発汗や血管拡張による熱放散）がうまくいかなくなる。広範囲であれば汗腺，皮膚血流の障害により熱を逃がしにくい。

精神疾患，認知症，寝たきりなど
- もともと自分の体調に関心がない，暑さを気にしない，暑くても対応しないといった特徴がある。内服薬の影響や，不十分な予防対策，感受性の低下により水分補給が不十分であったり，エアコンをつけないなど環境調整が不十分であったりするため周囲の人々の支援が重要である。

◆

- 上記の慢性疾患以外にも，熱中症になりやすい状態として，熱中症の既往や感染症への罹患，発熱，二日酔い，下痢，睡眠不足などの体調不良時は体温調節機能が低下したり脱水になったりしやすいので注意が必要である。

医療や行政の介入による早期予防

- 熱中症や熱波における死亡例の特徴として，日本救急医学会の熱中症ガイドライン2015によると，高齢者，心疾患，精神疾患，呼吸器疾患，悪性腫瘍，施設入所中，寝たきりや介護度が高いといったリスクが挙げられている。
- 熱中症弱者や熱中症関連死亡のリスクがある患者には，熱中症シーズンにおいて積極的に医療や行政が介入し早期予防に努める必要がある。

文献

1) DiABETES UK.
   [https://www.diabetes.org.uk/guide-to-diabetes/managing-your-diabetes/hot-weather]（2019年4月24日アクセス）

西 竜一

column

肥満は熱中症のリスクになるのか？

肥満の人は日常生活において運動不足であることが多く，体力が低下している傾向にある。体重が重いため，軽い運動でもエネルギー消費が大きく，熱産生量が多くなる。また，皮下脂肪が多いと熱の放散を妨げ体温を閉じ込めてしまうため熱中症のリスクとなりうる。

スポーツ活動時には肥満度が高いほど深部体温が高くなることもわかっており，学校管理下で発生した熱中症の死亡事故では，標準体重を20％超過している肥満者が7割を占めていたという報告もあることから，肥満が熱中症の大きな要因であることが指摘されている[1]。

文献

1) 日本スポーツ協会：スポーツ活動中の熱中症予防ガイドブック．第4版, 2013.
   [http://www.doichi.co.jp/products/HeartstrokePreventionGuide.pdf]（2019年4月24日アクセス）

西 竜一

第6章 合併症を持つ患者への対応

Q32 食事制限がある患者ではどのような対策が必要ですか？

A → 食事には水分，塩分が含まれているため脱水のリスクが高まります。対策はそれぞれの疾患や重症度にもよるため個別の対応が必要です。

熱中症リスク群という認識で対策を考える

- 日常的に食事や飲水制限が必要な疾患として，生活習慣病（糖尿病，高血圧，脂質異常症）や慢性的な心腎肝疾患が挙げられる（第6章Q31 p.111参照）。生活習慣病の原因は遺伝素因と環境素因がある。環境素因として食生活の乱れや運動不足があり，いずれも塩分を含めた食事制限が行われていることが多い。慢性的な心・腎・肝疾患は，それぞれを引き起こした原因や重症度にもよるが，心不全は全身の水分（血液）を循環させるポンプ機能の障害のため，腎不全は水分排泄機能の障害のため，肝不全はタンパク質がつくられなくなり身体がむくみやすいため，いずれの疾患も水分・塩分制限をしていることが多い。加えて，慢性疾患があれば体温調節機能に障害を起こしている可能性があり注意が必要である。
- これらの疾患に加え，生来健康な若年者でもダイエット目的で過度に食事，飲水制限をしていると脱水になりやすい。
- それぞれの疾患の重症度によって異なるため，具体的にどれくらい摂取すればよいかをひとくくりに述べるのは困難である。患者本人とかかりつけ医が，「患者は熱中症リスク群である」ということを認識し，対策を考えることが重要である。

病態と重症度に応じた個別の対策を考える

- 夏場でも涼しい室内にいるなど汗をかくような環境にいない場合は，熱中症を気にしすぎて必要以上に水分や塩分を摂取してしまうと原疾患の悪化につながるため，通常のままでかまわない。しかし，熱中症のリスクになるような環境下にある場合はこまめに水分摂取をしなければならない。
- 高血圧，慢性的な心腎疾患患者は塩分制限をしている方が多い。日本人は塩分摂取量が多いため，夏場でも塩分制限は続けたほうがよい[1]。健康な人と同様に水分は十分に摂取したほうが望ましいが，高温環境下で発汗量が多い場合は，水分だけを摂取すると体内のナトリウムやカリウムが低くなるため，スポーツ飲料や経口補水液で塩分を含めたミネラルを補給するよう心がける。
- 糖尿病，脂質異常症患者の食事制限は継続するが，水分摂取は十分に行う。
- 全疾患に当てはまることであるが，個別の対策はあらかじめその病態と重症度に応じてかかりつけ医と相談することが最も重要である。血圧が低めになっている場合やふらつきや口渇感がある場合，尿や汗が少なくなったり濃くなる場合は，脱水になっている可能性があるため無理をせず水分摂取をしたり，早期に医療機関を受診するのが望ましい。
- 夏場のダイエットは体調を崩したり体力の低下をまねいたりするため，過度な制限は行わずバランスのよい食事を心がけることが重要である。

文献

1) 日本高血圧学会：さあ、減塩！ 〜減塩委員会から一般のみなさまへ〜
   [http://www.jpnsh.jp/general_salt_01.html]（2019年4月24日アクセス）

西　竜一

第6章　合併症を持つ患者への対応

Q33 熱中症に特に注意が必要な薬剤はありますか？

A → 血管を狭くする血管収縮薬，脱水をきたしやすい利尿薬，身体の働きを抑制する抗うつ薬や抗精神病薬，発汗を抑えるβ遮断薬や抗コリン作用を持つ薬剤や抗てんかん薬があります[1]。

体温調節機能を低下させる薬剤

- 体温調節機能には，①血管を拡張させ皮膚の血流を増やし直接熱を逃がす方法（放熱）と，②汗を蒸発させる方法（気化熱）がある[2]。この機能を妨げる可能性のある薬剤について述べる。
- **血管収縮作用のある薬剤**：ドロキシドパ，アメジニウムメチル硫酸塩など
透析患者やパーキンソン病など，神経障害があり起立性低血圧（立ちくらみ）のある患者に使用されているが，血管拡張を妨げ皮膚の血流を低下させ放熱を低下させる。
- **β遮断薬**：カルベジロール，ビソプロロールフマル酸塩など
心不全，高血圧，不整脈患者に使用され，心機能を抑制し皮膚への血流を低下させ発汗を抑えることで放熱を低下させる。
- **抗てんかん薬，パーキンソン病治療薬**：ゾニサミド，トピラマートなど
発汗障害をきたすことがある。炭酸脱水素酵素阻害による利尿作用もあるので脱水にもなりやすい。
- **抗コリン作用のある薬剤**：発汗は，視床下部の体温調節中枢が体温上昇を感知し，遠心性にコリン作動性交感神経を介して全身の汗腺に伝えられることで起きる体温調節機能である。つまり，汗を出すことにより体温上昇が抑えられているが，抗コリン薬は発汗を抑え熱中症になりやすくする。抗コリン作用を持つ薬剤はパーキンソン病，睡眠薬，抗不安薬，抗ヒスタミン薬，抗不整脈薬，鎮痙薬，頻尿治療薬，抗てんかん薬，酔い止め，咳止め，感冒薬等に入っている場合もあり，基礎疾患や作用も

> **代表的な薬剤名**
> - ドロキシドパ
>   ドプス®
>   （大日本住友製薬）
> - アメジニウムメチル硫酸塩
>   リズミック®
>   （大日本住友製薬）

> **代表的な薬剤名**
> - カルベジロール
>   アーチスト®
>   （第一三共）
> - ビソプロロールフマル酸塩
>   メインテート®
>   （田辺三菱製薬）

> **代表的な薬剤名**
> - ゾニサミド
>   ゾニサミド®
>   （共和薬品工業）
>   エクセグラン®
>   （大日本住友製薬）
> - トピラマート
>   トピナ®
>   （協和発酵キリン）

多岐にわたるため添付文書の記載に注意が必要である。
- 抗うつ薬／抗精神病薬：発汗障害，体温調節中枢を抑制する可能性がある。
- 興奮剤，覚醒剤：感冒薬，咳止め

代謝を亢進させ熱産生を増加する。かぜ薬の中には覚醒剤に似た作用を持つエフェドリン，麻薬の成分であるコデインが含まれているものもある。

脱水をきたしやすい薬剤

- 利尿薬：フロセミドなど

> 代表的な薬剤名
> - フロセミド
>   ラシックス®
>   （サノフィ―日医工）

暑い時期になると通常の状態でも脱水になりやすいにもかかわらず，服用後には強制的に水分やナトリウムを腎臓から排出されるため，さらに脱水を起こしやすくなる。心疾患，腎疾患，肝疾患患者への使用が多い。2003年のヨーロッパにおける熱波の観察研究では，利尿薬服用が死亡に関する独立した因子であったとの報告がある[3〜6]。

上記のようにさまざまな薬剤がリスクとして挙げられており，特に熱中症シーズンでは注意が必要である。上記の薬剤はあくまでも一例であり，他にも多数存在するためすべてを記載するのは困難である。漫然と処方するのではなく，状態を注意深く観察しながら，ときには中止も検討が必要である。一方，患者の自己判断による中止・減量はもともとの疾患の増悪をきたす可能性もあるため，かかりつけ医や専門医に相談することが重要である。

文献

1) AMERICAN FAMILY PHISICIAN.
   [https://www.aafp.org/afp/2005/0601/p2141.html]（2019年4月24日アクセス）
2) 環境省：熱中症環境保健マニュアル．2018．
   [http://www.wbgt.env.go.jp/heatillness_manual.php]（2019年4月24日アクセス）
3) 日本救急医学会：熱中症ガイドライン2015．
   [http://www.jaam.jp/html/info/2015/pdf/info-20150413.pdf]（2019年4月24日アクセス）
4) Misset B, et al. Crit Care Med. 2006；34：1087-1092.
5) Hausfater P, et al. Intensive Care Med. 2010；36：272-280.
6) Argaud L, et al. Arch Intern Med. 2007；167：2177-2183.

〔西　竜一〕

第7章 小児・学校現場への対応

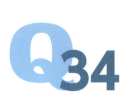 成人と小児で熱中症の なりやすさは 違うのでしょうか？

 小児は成人に比べて体温や水分バランスの調整機能が十分に発達していないため，熱中症の発症リスクが高いです。また体が小さく背が低い分，環境の影響をより強く受けます。その特徴を把握することが熱中症を予防する上で大切です。

小児の体温調整

- 小児の体温調整は，成人と異なる以下のような特徴がある。

> ① 成人に比べ体表面積が大きく，外気温に影響を受けやすい。
> ② 体重あたりの熱産生量が多く，活動量も多い。
> ③ 思春期前の活動汗腺密度は高いが，単一汗腺あたりの汗が少ないなど発汗機能が未発達。
> ④ 未発達な発汗機能を頭部や軀幹の皮膚血流量の増大で代償して放熱する。
> ⑤ 自律神経系が未発達なため，身体深部から体表面への熱運搬能が不十分である。
> ⑥ 低年齢になるほど暑さに対して自ら衣服の調整・選択ができない。

- 小児は外気温が皮膚温より低い場合には体温調整が容易だが，外気温が皮膚温より高い場合は逆に外気からの熱獲得が促進されてしまう。さらに湿度が高ければ，未発達な汗腺機能も影響して汗の蒸発が妨げられ，急激な体温上昇を引き起こしやすい。

小児の水分バランス調整

■小児の水分バランスの調節機能として，以下の特徴が挙げられる。

> ①体内水分量の比率が成人に比べて高い。
> ②1日に出入りする水分量が大きい（成人の約3倍）。
> ③発熱，嘔吐，下痢をきたす疾患に罹患しやすく，水分摂取量減少や排泄量増加が容易に起こる。
> ④尿濃縮能が未熟で水分を喪失しやすい。
> ⑤低年齢になるほど，必要に応じて自ら水分補給することが難しい。

■成人に比べ小児は脱水になりやすく，さらに体温が上昇することで，発汗などによって体内の水分量が減少すると，心臓や脳への血流を保つため，皮膚の血管が収縮し，熱が放熱できなくなり，さらに高体温を引き起こしやすい。

大人に比べて不利なポイント

■小児が大人に比べて，熱中症に対して不利なポイントとして以下の特徴が挙げられる。

> ①体が小さいぶん，大人に比べ環境（暑さ）の影響を受けやすい。
> ②発汗（汗が乾く時の気化熱）よりも放熱（皮膚表面から空気中へ直接熱を捨てる）で体を冷やす。
> ③低身長な分，地面からの輻射熱（照り返し）を受けやすい。

■大人に比べ体が小さいぶん，小児は体内水分の総量が少ないため，暑熱環境では体温が上昇しやすくなる。小さいやかんと大きいやかんを並べて同じ火力で沸かした場合，小さいやかんのお湯が先に沸くのと同じである（図1）。

■また汗腺の発達が未熟なため，発汗による気化よりも，体表血管を拡張させて熱い血液を皮膚表面近くで拡げ（赤くなるのはこのため），そこから熱を空気中に直接逃がして放熱により血液を冷やす。そのため，気温（室温）が高い，風がないなどの条件は不利である。

■また身長が低いため，直射日光で温められたアスファルトやコンクリートからの照り返しをより近くから受けることで体が温められてしまう。

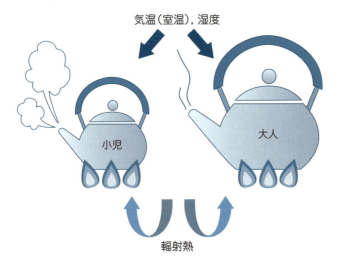

図1 小児と大人の暑熱環境での体温上昇のイメージ

渡辺太郎

topics

JAFによるミニバン（条件別）の炎天下での車内温度の変化

■ 日本自動車連盟（JAF）が公開しているJAFユーザーテストに紹介された，8月の正午に日当たりのよい駐車場に放置したミニバンの車内温度の変化結果を図1に示す。車色（白か黒か），窓開け3cm，フロントのサンシェード装着などの対策にかかわらず，25℃で始まったテストは，いずれも開始後30分で40℃前後に達し危険な状況に陥った。乳幼児にとって車内放置がどれだけ危険かを如実に物語っている。

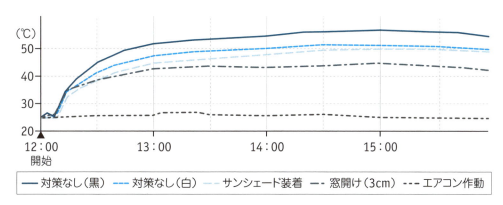

図1　車内温度の変化　　　　　　　　　　　　　　（文献1より転載）

文献

1) JAFユーザーテスト（車内温度／夏）
   [http://www.jaf.or.jp/eco-safety/safety/usertest/temperature/detail2.htm]
   （2019年5月14日アクセス）

三宅康史

第7章 小児・学校現場への対応

Q35 乳幼児の熱中症対策について特に注意すべき点はありますか？

A ➡ 体温調整が未発達な乳幼児にとって衣服が重要な役割を担っています。また，夏は地面に近いほど気温が高いので，乳幼児は影響を受けやすいです。また，暑熱下の自動車に寝かせたまま置き去りにしては絶対にいけません。周囲の大人が気を配ることが絶対条件です。

小児の衣服について

- 乳幼児は衣服の選択・離脱を自ら行うことが難しい。そのため，保護者や指導者は熱放散を促進する適切な服装を選択し，環境条件に応じて衣服の着脱を適切に指導する。暑い環境下では成人以上に着衣の熱・水分移動特性が重要であり，吸水性，透湿性や通気性のよい素材の着衣を選択する。直射日光は帽子で防ぐよう心がける。
- ただ，冷房で過度に冷えた室内に移動した際は，冷えた環境と湿度の低さで汗の蒸発も促進され，すぐに体温が下がることにも留意する。

> 乳幼児の衣服の選び方については
> ☞ 第10章 Q55 (p.185) を参照

小児における高温の環境

- **地面に近いほど気温が高い**：気温は地面からの高さによって異なり，特に夏は地面に近いほど気温が高く，成人と幼児の高さでは2～3℃異なる。ベビーカーを利用した場合も地面に近い環境となるため，地表からの熱の影響を受けやすい。兵庫県立生活科学研究所の調査では，気温30.9℃で成人の顔の位置の温度は32.9℃だったが，ベビーカー内は36.4℃と高くなっていたという結果であった[1]。
- **車内温度は急激に上昇する**：日本自動車連盟（JAF）は2012年夏に炎天下での車内温度の推移を測定するテストを行った。天候晴れで気温35℃の環境下で，エアコン停止からわずか15分で熱中症指数（WBGT）

> **WBGT**
> wet bulb globe temperature
> 湿球黒球温度
> ☞ 第1章 Q7 (p.26) 参照

が危険レベルに達するという結果だった。乳幼児は体温調節機能が未発達で，高温下では短時間で体温が上昇し，死に至ることがあり，寝ているからという理由で，車内に子どもを残すのは大変危険であることを指摘している[2]。

> ☞第4章 (p.121) topics を参照

- したがって，小児は成人より高温の環境にいるという認識が必要である。特に乳幼児は高温の環境下に置かれても自ら暑さや喉の渇きの意思表示をすることが難しく，大人が気づかないうちに脱水症状や熱中症を起こす危険性がある。

乳幼児死亡数（0〜4歳）

- 図1は環境省の熱中症環境保健マニュアル[1]に掲載されている乳幼児の熱中症死亡20年間の累積である。京都女子大の中井誠一名誉教授が人口動態統計から調査した結果であるが，小さいほど死亡者数が多い。保護者の絶え間ない見守りが重要であることは論を俟たない。

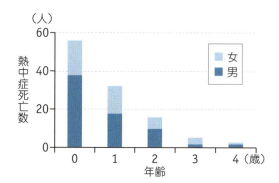

図1 乳幼児（0〜4歳）の熱中症死亡数の累積表（1995〜2016年）
（提供：京都女子大学　中井誠一氏）

文献

1) 浜本 彰：ベビーカーに乗った乳幼児がおかれる環境の実態に関する試験研究．兵庫健生活科研建科研セ研報，2004；19：137-147．
2) JAFユーザーテスト（車内温度／夏）．
[http://www.jaf.or.jp/eco-safety/safety/usertest/temperature/detail2.htm]
（2019年5月14日アクセス）

〔渡辺太郎〕

第7章 小児・学校現場への対応

Q36 学校の屋外行事を中止する基準はありますか？

A ➡ 湿球黒球温度（WBGT）は熱中症予防の指標として広く使用されており，日本スポーツ協会作成の運動指針では，「WBGT28〜31℃は激しい運動は避けて，31℃以上で運動は原則中止とすべき」と定めています[1]。

- WBGTは，気温，湿度，輻射熱を取り入れた指標で，日本スポーツ協会（前 日本体育協会）および環境省が，熱中症予防ガイドラインや情報サイトにてWBGTを活用している。同じ気温であっても湿度が異なれば，WBGTは異なる（図1）。
- 日本の夏季は高温多湿でありWBGTが高くなると言える。WBGT＞28℃になると熱中症の救急搬送件数が急増することがわかっており，これを超える気象条件では，運動の禁止や屋外活動の制限などを含めた十分な予防策をとる必要がある。

WBGT
wet bulb globe temperature
湿球黒球温度
☞ 第1章 Q7（p.26）参照

文献
1) 公益財団法人日本スポーツ協会：スポーツ活動中の熱中症予防ガイドブック. 2019.
[https://www.japan-sports.or.jp/Portals/0/data/supoken/doc/nechusho_yobou_guidebook_2019.pdf]

渡辺太郎

WBGT℃	湿球温度℃	乾球温度℃		
31	27	35	運動は原則中止	特別の場合以外は運動を中止する。特に子どもの場合には中止すべき。
↑↓	↑↓	↑↓	厳重警戒（激しい運動は中止）	熱中症の危険性が高いので，激しい運動や持久走など体温が上昇しやすい運動は避ける。10～20分おきに休憩をとり水分・塩分補給する。暑さに弱い人※は運動を軽減または中止。
28	24	31		
↑↓	↑↓	↑↓	警戒（積極的に休息）	熱中症の危険が増すので，積極的に休憩をとり適宜，水分・塩分を補給する。激しい運動では，30分おきくらいに休憩をとる。
25	21	28		
↑↓	↑↓	↑↓	注意（積極的に水分補給）	熱中症による死亡事故が発生する可能性がある。熱中症の兆候に注意するとともに，運動の合間に積極的に水分・塩分を補給する。
21	18	24		
↑↓	↑↓	↑↓	ほぼ安全（適宜水分補給）	通常は熱中症の危険は小さいが，適宜水分・塩分の補給は必要である。市民マラソンなどではこの条件でも熱中症が発生するので注意。

1) 環境条件の評価にはWBGT（暑さ指数とも言われる）の使用が望ましい。
2) 乾球温度（気温）を用いる場合には，湿度に注意する。湿度が高ければ，1ランク厳しい環境条件の運動指針を適用する。
3) 熱中症の発症のリスクは個人差が大きく，運動強度も大きく関係する。運動指針は平均的な目安であり，スポーツ現場では個人差や競技特性に配慮する。
※ 暑さに弱い人：体力の低い人，肥満の人や暑さに慣れていない人など。

図1　熱中症予防運動指針　　　　　　　　　　　　　　　　　　　　（文献1より引用）

第**7**章　小児・学校現場への対応

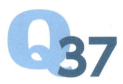屋内の活動でも熱中症は起こりますか？

バドミントンや卓球のように風に影響されないように閉め切った館内や，剣道や柔道のように防護具・衣の着用で放熱が妨げられ，高温・無風・高湿の状態においては，熱中症の危険性が増します。

- 高温下において剣道着・防具を着用した状態と着用しない状態を比較した研究では，直腸温，心拍数，発汗量のいずれも顕著に高くなり，大きな熱ストレスがかかっていることが示唆されている[1]。
- 一般に夏季のスポーツ活動の服装は，半袖，短パンなどの軽装薄着が適しているが，それぞれのスポーツ特有の防護具・衣の着用をしなければならない状況下では，熱拡散が制限されており，熱中症の発症リスクが上がる。
- 環境により体が温められる非労作性(古典的)熱中症と違い，筋肉運動によって自ら熱を生み出す労作性熱中症では，発汗によって大量に汗をかき，その汗が蒸発する時の気化による冷却が重要な役割を果たす。さらに，対流(送風)によって放熱や気化の効率を上げ，水をかぶったり，冷水を飲んで体を冷やす(伝導)。中井らがまとめた労作時(スポーツ)熱中症湿度と気温の関係を示す[2](**図1**)。気温が高い場合はもちろん，気温が低くても(25℃以下)，湿度が高い(80％以上)と熱中症が発生し，死亡例も少なくない。特に屋内活動時には，直射日光は避けられても，風がなく，湿度が高くなりやすいので特に注意する。
- また，剣道で使用する面やフェンシング・野球のキャッチャーのマスク，アメリカンフットボールのヘルメットなどで選手の表情や顔色がわかりにくくなるのも問題である。
- そのため，できるだけ休憩時間を設け，氷嚢などで体を冷やすなど体温を下げる工夫が必要である。

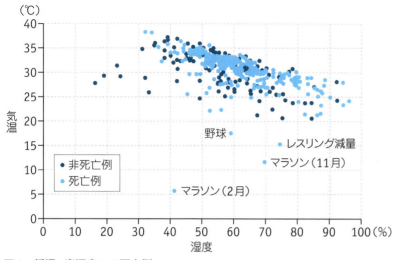

図1 低温・高湿度での死亡例 （文献2 図3-7より転載）

文献

1) 丹羽健市：日体育協会スポーツ医科研報集, 2001；8：42-45.
2) 環境省：熱中症環境保健マニュアル 2018.
   [http://www.wbgt.env.go.jp/heatillness_manual.php]

渡辺太郎

第7章 小児・学校現場への対応

Q38 プールでも熱中症は起こるのでしょうか？

A ➡ 水の中でも運動をすれば，体内で熱を産生し汗をかきます。口渇感を感じにくく，水分摂取も怠りがちです。そのため水泳の練習中に熱中症を発症することはあります。また，プールの水温が高いと熱中症になる危険性が増します。

- 高校水泳部の練習時におけるプール水温と発汗量の関係を調べた研究では，水温の上昇とともに発汗量が増加することが示唆されている(**図1**)[1]。つまり，水の中でも発汗しており，水温が高くなれば発汗量が増え，また口渇感を感じにくく，水分摂取を怠りがちになるため，熱中症を発症することがある。

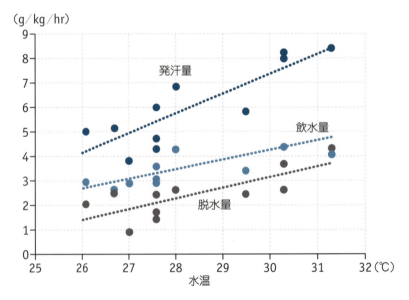

図1 プール水温と発汗量（飲水量，水分量）の関係　　（文献1 図3-11より転載）

■ 学校の水泳プールは飲食が禁止になっているところもあり，そのような状況では水分摂取が難しくなる。また，屋外プールでは日よけがないことも多く，直射日光の影響が避けられない。飲水のできる場所や日よけの場所を設置するなど，熱中症の予防対策が必要である。

文献

1) 環境省：熱中症環境保健マニュアル2018.
 [http://www.wbgt.env.go.jp/heatillness_manual.php]

――― 渡辺太郎

第7章 小児・学校現場への対応

Q39 乳児の水分補給はミルクや母乳だけでよいのでしょうか？

A → 熱中症の徴候がなければ，夏季でもミルクや母乳の摂取だけで問題はありません。ただし，熱中症の徴候が認められた場合は，経口補水液（ORS）を用いることが適切とされています。具体的なORS製品として，乳幼児にはアクアライトORS®が，乳幼児期以降の小児・成人にはオーエスワン®（OS-1）が推奨されています。

- 経口補水療法（ORT）は脱水症の改善を目的として，水・電解質を経口的に補給する治療方法であり，主に急性胃腸炎による脱水症に用いられてきたが，その利用範囲は急速に広がってきている。
- 水分の喪失とともにNaなどの電解質の喪失がある熱中症もその1つで，それを補給するORTは熱中症の予防や治療として用いられている（表1）。

ORS
oral rehydration solution
経口補水液
☞ 第3章 Q15（p.56）参照

ORT
oral rehydration therapy
経口補水療法

表1 代表的なイオン飲料の組成と母乳・粉ミルクの比較

商品名	Na (mEq/L)	K (mEq/L)	Cl (mEq/L)	クエン酸イオン (mWq/L)	糖質 (%)	浸透圧 (mOsm/L)
WHO推奨	75	20	65	30	1.35	245
オーエスワン®（OS-1）（大塚製薬工場）	50	20	50	31（乳酸イオン）	2.5	270
ソリタ®T配合顆粒2号（エイワイファーマ）	60	20	50	20	3.2	249
ソリタ®T配合顆粒3号（エイワイファーマ）	35	20	30	20	3.3	200
アクアライトORS®（和光堂）	35	20	30	—	4.0	200
ポカリスエット®（大塚製薬）	21	5	16.5	10	6.7	370
母乳	7	12	—	—	—	—
はぐくみ®（粉ミルク）（森永乳業）	8	16	11	—	—	300

※スポーツ飲料・乳児用飲料はNa濃度がORSとして推奨されるレベルより低く、浸透圧の高いものが多い。

- 乳児の熱中症の徴候としては体温上昇，不機嫌，口渇，嘔吐などがあるが，いずれも非特異的であり，実際には炎天下や防熱環境下で熱中症を疑ったらORSを使用するのが望ましい。
- ORSの投与量としては，幼児には1日300〜600mL/kg，乳児には1日30〜50mL/kgを目安に推奨している[1]。

文献

1) 日本救急医学会熱中症に関する委員会：熱中症診療ガイドライン2015.
　[http://www.jaam.jp/html/info/2015/pdf/info-20150413.pdf]

〔渡辺太郎〕

第8章 スポーツ現場での対応

Q40 運動の禁止はどのような基準で判断すべきですか？

A ⇒ 環境と個人の両側面から判断します。環境面ではWBGTを基準に、31℃以上は原則運動を中止します[1]。個人面では、意識朦朧、頭痛、めまい、嘔気・嘔吐などの症状が出現したとき即座に中止します。

環境の側面から運動を禁止する基準

- 熱中症の発症には、気温をはじめとして湿度、気流、太陽輻射などが影響する。これらを総合的に評価するためにWBGT（Welt-bulb globe temperature）を基準とすることが推奨されており[1]、医療従事者や指導者は熟知していなければならない。
- 図1のように、WBGTを指標にカテゴリーを「ほぼ安全」「注意」「警戒」「厳重警戒」「運動は原則中止」に分け、WBGTが31℃を超える場合は原則運動を禁止する[1]。
- 日本救急医学会からは2018年に以下の緊急提言が発表された[2]。

> ①WBGTが31℃以上（危険）の場合：原則的にはすべての授業での運動や課外活動を中止するのが望ましい。また、屋内であっても空調のない部屋での活動は避ける。
>
> ②WBGTが28〜31℃（厳重警戒）の場合：上記のごとく原則すべての授業での運動や課外活動を中止するのが望ましい。また、屋内であっても空調のない部屋での活動は避ける。運動競技会などでやむを得ない場合は、適切な医療機関の指導を受け、十分な準備のもと競技実施を検討する。その際も十分な配慮（20〜30分程度の間隔での頻繁な水分・塩分補給と休憩）を義務化する。
>
> ③WBGTが21〜25℃（注意），25〜28℃（警戒）の場合：上記のごとく十分な配慮（20〜30分程度の間隔での頻繁な水分・塩分補給と休憩）を行った上で、屋外活動を実施するべきである。

WBGT
wet bulb globe temperature
湿球黒球温度
☞第1章 Q7 (p.26) 参照

- WBGTの測定ができない場合は，3章Q12 (p.50) 図1のように気温と湿度から簡易的にWBGTを推測するが[3]，この暑さ指数簡易換算表は日射がない室内を条件としていることに留意する。
- なお，熱中症弱者である年少者や高齢者，精神・身体的障害のある選手は一段階基準を下げるなどの考慮が必要である。

WBGT ℃	湿球温度 ℃	乾球温度 ℃		
31 ↑↓	27 ↑↓	35 ↑↓	運動は原則中止	特別の場合以外は運動を中止する。特に子どもの場合には中止すべき。
28 ↑↓	24 ↑↓	31 ↑↓	厳重警戒（激しい運動は中止）	熱中症の危険性が高いので，激しい運動や持久走など体温が上昇しやすい運動は避ける。10～20分おきに休憩をとり水分・塩分補給する。暑さに弱い人※は運動を軽減または中止。
25 ↑↓	21 ↑↓	28 ↑↓	警戒（積極的に休息）	熱中症の危険が増すので，積極的に休憩をとり適宜，水分・塩分を補給する。激しい運動では，30分おきくらいに休憩をとる。
21 ↑↓	18 ↑↓	24 ↑↓	注意（積極的に水分補給）	熱中症による死亡事故が発生する可能性がある。熱中症の兆候に注意するとともに，運動の合間に積極的に水分・塩分を補給する。
↑↓	↑↓	↑↓	ほぼ安全（適宜水分補給）	通常は熱中症の危険は小さいが，適宜水分・塩分の補給は必要である。市民マラソンなどではこの条件でも熱中症が発生するので注意。

1) 環境条件の評価にはWBGT（暑さ指数とも言われる）の使用が望ましい。
2) 乾球温度（気温）を用いる場合には，湿度に注意する。湿度が高ければ，1ランク厳しい環境条件の運動指針を適用する。
3) 熱中症の発症のリスクは個人差が大きく，運動強度も大きく関係する。運動指針は平均的な目安であり，スポーツ現場では個人差や競技特性に配慮する。
※ 暑さに弱い人：体力の低い人，肥満の人や暑さに慣れていない人など。

図1 熱中症予防運動指針（再掲） （文献1より引用）

個人の状態で運動を禁止する基準

- 個人の体力，暑熱順化の程度，その日の体調による臨機応変な対応が必要だが，まず大前提として，「いかに一個人の選手がベストな結果を残すかを考えるのではなく，大会を安全に運営するためにできる限り傷病者を発生させない」という医療救護者の立場で判断しなければならない。つまり，選手の成績よりも医療上の安全が優先される。
- 意識の変容（怒りっぽい，錯乱，朦朧，人格変化），頭痛，めまい，嘔気・嘔吐，筋痙攣などの症状が出現したときは熱中症の危険徴候であり，即座に運動を中止，休息させ観察を行う。頻呼吸，手足のしびれなども熱中症の初症状であるが，過換気症候群に症状が類似しているため誤認されやすい。自力での水分摂取が困難だったり，意識状態の回復が得られない場合は重症なので，冷却処置を行いながら早急に医療機関への搬送を決断する。
- 軽症であっても症状が残存する場合は，当日は完全休養させる。重症の場合は1～2週間の休養後，徐々に体を慣らすように指導する。

文献

1) 公益財団法人日本スポーツ協会：スポーツ活動中の熱中症予防ガイドブック．2019．[https://www.japan-sports.or.jp/Portals/0/data/supoken/doc/nechusho_yobou_guidebook_2019.pdf]
2) 日本救急医学会熱中症に関する委員会：熱中症予防に関する緊急提言．（2018年7月20日）[http://www.jaam.jp/html/info/2018/pdf/info-20180720.pdf]（2019年5月1日アクセス）
3) 日本生気象学会：日常生活における熱中症予防指針．Ver. 3確定版，2013．[http://seikishou.jp/pdf/news/shishin.pdf]（2019年5月1日アクセス）

〈小島直樹〉

column

頑固な筋痙攣の対処方法

運動選手にとって筋痙攣はパフォーマンスの維持に大きな支障をきたすが，指導者としては，熱中症の代表的な初期症状であることを忘れてはならない。筋痙攣つまり筋肉のつりは，あくまでも個々の筋肉内で生じている病態だが，全身の脱水傾向およびNa不足を示唆するので，まずは冷涼な環境で安静を保ち，十分な水分とNaを摂取させる[1]。

しかし，十分に水分，塩分をとった後も，頑固な筋痙攣が残存することがある。その際は，筋肉の反射弓を抑制し，筋肉内の筋紡錘の感度を下げ，腱器官の抑制を強めるようなストレッチを行う。つまり，「ゆっくりした」ストレッチを行う。急激な筋の伸展を避けながら筋の反射弓を刺激しないように，ゆっくりと伸展させることにより腱に張力を伝え，腱内にある腱紡錘を介して筋緊張を和らげる。できれば2関節を伸ばすとよい[2]。筋肉に張りが残っている状態での復帰は遅発性筋痛や肉離れの原因となるので禁止する。

文献

1) Armstrong LE, et al：Med Sci Sports Exerc, 2007；39(3)：556-572.
2) 奥脇　透：漢方と最新治療, 2016；25：79-83.

――小島直樹

第8章　スポーツ現場での対応

Q41　運動中の水分補給はどのように行うと効果的ですか？

A → 運動前から補給を開始し，体重減少を2％以内にとどめます。0.1〜0.2％の食塩水に4〜8％の糖質を加えたものが推奨され[1]，経口補水液が最適ですが，運動中は糖分補給も必要なのでスポーツドリンクもよいです。

なぜ，水分補給が大切なのか？

- 暑熱環境において，水分補給は熱中症を予防するために不可欠であり，さらに運動パフォーマンスをベストな状態に維持する上でも重要なカギとなる。
- ヒトの水分は体重の約60％を占め，そのうち血漿成分は5％である。つまり，体重が60kgの人の場合，血漿量（血管内容量）は約3Lとなる。一方，激しい運動では発汗は1時間に2L以上に及ぶこともある。したがって，発汗による血漿量の低下を放置すると容易に脱水となり，最終的には急性循環不全から多臓器障害に陥る。
- 汗は血漿に比べてNa濃度が0.1〜0.4％（血漿は0.9％）と低いので，発汗により血漿浸透圧は上昇する。血漿浸透圧が上昇すると，発汗および皮膚血管拡張の閾値が高温側に移動し，発汗，皮膚血管拡張が生じに

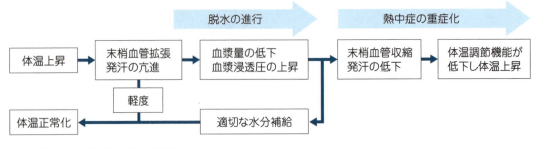

図1　脱水の進行と熱中症の重症化

- くくなり[2]，体温が上昇しやすくなる（図1）。
- また，暑熱環境下で脱水が進行すると，血圧を維持するために末梢血管が収縮し発汗量が低下して，その結果，体温調節機能が低下して体温が上昇しやすくなる[2]（図1）。発汗を認めない重症熱中症は相当重症である。
- これらはいずれも，ヒトの身体は，循環，体液量の維持が体温調節より優先されて機能するからである[2]。体重減少が2％以上になると，1％減少するごとに深部体温が0.3℃上昇すると言われており[1]，このような悪循環に陥らないためにも水分補給はきわめて重要である。

水分補給に最良の内容は？

- 運動中に体から失われる水分の大部分は汗である。汗は99％水分だが，種々の電解質が含まれており，最も多く含まれる成分がNaCl（塩化ナトリウム）である。汗のNa濃度は0.1～0.4％で，体液のNa濃度0.9％の1/5から1/2程度である。したがって，ごく軽度の発汗であれば水分やお茶のみで対応可能だが，運動による大量の発汗に対しては水分補給に加えて塩分補給が必須である。
- 小腸では，Na濃度や糖質などによる浸透圧が高くなるほど吸収速度は遅くなるので[1]，血漿よりも浸透圧の低いハイポトニック飲料がよい。また，小腸にはNaイオンと糖質を一緒に体内に取り込む共輸送体があるため，飲料水にブドウ糖を加えるとより速く吸収される。生理食塩水に2～6％程度の糖質を加えると，加えない場合よりも吸収速度が6～10倍に促進されるとの報告がある[1]。ただし，水分や塩分と同時に糖質を補給する場合，糖質濃度が高くなるほど水分が胃から小腸へ排出する速さが遅くなってしまうので，糖質濃度は8％を超えないようにする[1]。
- 以上より，熱中症の脱水補正には経口補水液（ORS）が最適である（表1）。スポーツドリンクは嗜好性を高めるためにNa濃度が低く糖分が高めとなっているので，糖分摂取過多のおそれだけでなく，胃から腸への排出，小腸における吸収が遅れる[3]。その特性を理解した上で適宜塩分を補給しながら飲用すれば，経口補水液の代用になる。
- 最近では，運動直後に牛乳のような糖質とタンパク質を豊富に含んだ食品を摂取すると，血漿量の増加により体温調節能が改善するとの報告があり注目されている[4]。

ORS
oral rehydration solution
経口補水液
☞第3章 Q15（p.56）参照

表1 ORSとスポーツドリンクの成分比較

区分	Na (mEq/L)	K (mEq/L)	Cl (mEq/L)	炭水化物 (g/L)	浸透圧 (mOsm/L)
WHO 2002年	75	20	65	13.5	245
3号液 輸液	35	20	30	34	200
スポーツドリンク	21	5	16.5	67	326
経口補水液	50	20	50	25	270
血液	135	3.5	105	—	290
汗	10〜70	3〜15	5〜60	—	—

(文献7より転載)

適切な水分補給のタイミング，方法

- まず，運動前の脱水状態は十分に是正した上で運動を開始する．また，激しい運動を開始すると，発汗による水分喪失が生じる前に体内の水分は血漿から細胞内へシフトすると言われているので，運動開始直後の喉が渇く前から水分補給を始め，本人の口渇感に合わせて望むだけ補給させるのがよい[5]．一度の給水量は少量ずつにしたほうが胃からの排出速度が速くなるので吸収がよい．具体的には運動前に250〜500mL/時，運動時は500〜1,000mL/時程度を定期的に摂取するように心がける[6]．

- それぞれの水分摂取量が把握しやすいようにできるだけ個人ボトルを用意し，いつでも飲めるような環境を提供する．

- また，飲水は脱水を補うだけでなく，体温の低下も期待できるので，温度は冷たいほうよく，5〜15℃程度が適温とされる[1]．実際，冷たい飲料のほうが常温や温かい飲料よりも胃排出速度が速く，体液量の回復も速いと言われている．

水分補給のポイント
- 運動開始直後に喉が渇く前から始める
- 本人の口渇感に合わせて望むだけ補給させる
- 一度の給水量は少量ずつのほうがよい
- 個人ボトルで摂取量を把握
- 5〜15℃が適温

文献

1) 岡崎和伸：臨スポーツ医，2018；7：676-683．
2) 鷹股 亮：日生気象会誌，2004；41：55-59．
3) 三宅康史：熱中症．改訂第2版，へるす出版，2017，p105-106．
4) 能勢 博ほか：救急医学，2018；42：293-300．
5) 寄本 明ほか：体力科学，1995；44：357-364．
6) 日本体育協会：スポーツ活動中の熱中症予防ガイドブック．改訂版，2006，p37-40．
[http://www.doichi.co.jp/products/HeartstrokePreventionGuide.pdf]（2019年5月1日アクセス）
7) 日本救急医学会：熱中症診療ガイドライン2015，p7-10．
[http://www.jaam.jp/html/info/2015/pdf/info-20150413.pdf]（2019年5月1日アクセス）

〔小島直樹〕

column

暑熱順化とは？

暑熱順化は熱中症リスクを軽減する積極的予防策の1つとなる。体力レベルや発汗能力などにより個人差があるが，運動3日目から運動継続時間，5～6日間には体温，快適感，相対的心拍数の改善が示されている[1]。さらに，10日間暑熱環境でトレーニングすると発汗や皮膚血流の増加が生じる閾値が低下し[2]，体温上昇の減少，心拍数の減少に加えて発汗量の増加が認められる。また，暑熱順化により汗腺でのNaイオンの再吸収が増加し，汗のNa濃度が低下するので，暑熱順化の程度が高い人ほどNa補充の必要度が抑えられる[3]。

文献

1) 環境省：夏季のイベントにおける熱中症対策ガイドライン2018.
   [http://www.wbgt.env.go.jp/heatillness_gline.php]（2019年5月1日アクセス）
2) 山崎文夫：臨床スポーツ医学，2018；7：664-668.
3) 鷹股 亮：日生気象会誌，2004；41：55-59.

小島直樹

第8章 スポーツ現場での対応

Q42 夏季に大会やイベントを行う場合にはどのような対策が必要ですか？

A できるだけ日射，風通し，人ごみの発生を回避し，WBGTの上昇を抑えるよう環境を整備し，近隣の医療機関との連携も事前に構築しておきます[1]。選手や参加者に加えて，観戦者や大会スタッフ，ボランティアへの配慮も重要です。

会場環境や人々の導線でWBGTは変化する

- 夏季の開催を避けることが最善の解決策であるが，やむを得ず暑熱環境で開催する場合は，人々の導線を把握し，日射や路面，混雑の状況によって状況が少しでも悪化しないような対策を講じる（図1）[1]。
- 大人数が参加する市民マラソン大会や大規模なイベントでは，人々の集中は最寄駅から始まり，会場に向かう列，事前物品販売や入場時の長蛇の列，自由の利かない会場，終了帰宅時と刻々と変化していくので，その時間における人の集中度に合わせた医療体制を整える。
- 混雑の発生を最小限にするために，待機列が長蛇にならないように窓口数の確保，整理券などを用いた時間差の利用などを行う。人ごみでは人そのものが発熱体となるため周囲よりも環境温が上昇し，かつ風通しも悪くなる。十分な給水所，自販機，売店をわかりやすく配置した上で，熱中症の危険を常に認知させ，脱水にならないように繰り返し場内放送などで注意喚起する。
- 会場内では，トイレをがまんするために水分摂取を控える傾向がある。「いつでもトイレに行ける」という安心感を与えるのに十分な数を確保することも熱中症予防に大きく貢献する。ミスト噴霧は有効で，特に上半身を冷やすことは効果的である。
- 現場および後方の医療体制をあらかじめ十分に構築する。
- 医療体制を構築する際は，①発生を予防する事前準備と②発生時の緊

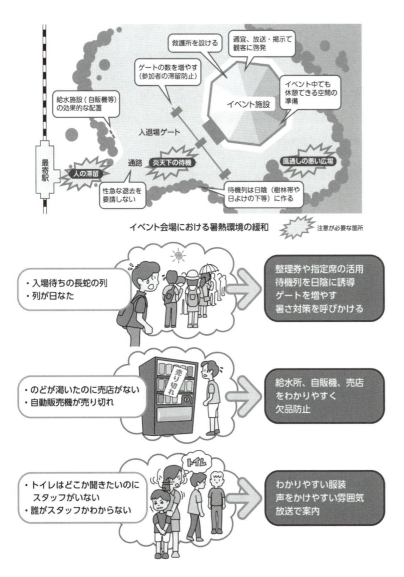

図1 夏季のイベントにおける熱中症対策　　　（文献1より転載）

急対応という2つの局面を想定する。

①発生を予防する事前準備

- 東京都のガイドラインでは，観客1万人につき，救護所1カ所を目安として，医師1名，看護師2名を設置する方針を示している[2]。参考に，過去の夏季イベントにおける搬送者・熱中症数を示す（**表1**）。
- 日本の夏季の平均気温は100年前と比較し約1.5℃上昇し，特に東京ではヒートアイランド現象の影響により約3℃上昇している[1]。過去のデー

表1　夏季イベントにおける搬送者，熱中症数

	救護所受診（1万人あたり）（　）内，うち熱中症	救急搬送（1万人あたり）	搬送数／受付数	熱中症／搬送数	参加者
欧米大規模イベント	9.92人	0.27人		11.40%	
にっぽんど真ん中祭り（2005年以前）		0.15人			
にっぽんど真ん中祭り（2006年以降）	0.19〜0.48人（0.06〜0.18人）	0.006〜0.049人	2.3〜10.2%	24.0〜65.5%	153〜220万人
横浜大さん橋コンサート		120人			3,000人
隅田川花火	0.18〜0.35人（0.04〜0.22人）	0.03〜0.05人		23.5〜61.8%	95.7〜96.3万人
八王子祭り	0.062人				80万人
小布施ミニマラソン	27.7〜37.4人				
全国高校総合体育大会	8.8〜15.6人（0.55〜2.92人）	0.85〜1.86人（0.18〜0.62人）	14.1〜33.3%（13.8〜43.3%）	5.6〜21.3%	50〜72万人
ボート（2006）	171.2人（85.6人）	3.2人（3.2人）			3,100人
第23回世界ジャンボリー大会（2015）	17〜95人／日	1〜10人／日	約3%		3万人
アトランタオリンピック（1996）	22.9人（会場別8.4〜130人）	医療処置4.2人（会場別1.6〜30.1人）	4.0%	21.6%（観客）5.3%（選手）5.7%（ボランティア）	888万人

（文献1より転載）

タを参考に対応スタッフ，救護所の設営を考慮するが，年々温暖化が進んでおり，20年前と比較すると，30℃を超える日が2倍になっていること[1]をふまえ，より劣悪な環境を想定した体制構築が必要である。
- 救護所の設置に関しては，イベント内容次第では子どもが多くなることを予測し，多数傷病者を安静に休ませる冷房の効いた十分な広さのスペースを確保する。嘔吐者が多数出るので，輸液処置，吐物処理が効率よくできるように準備しておく。

②発生後の対応

- 誰が傷病者の通報，搬送をするのか，特に消防，医療機関への連絡は誰が行うのか決めておく。重複連絡は現場の混乱をまねくが，逆に通報の遅れは致命的となりうる。
- 全体マップ，医療救護所の位置と数，医療チームや救急車の配置，現場

- から救急機関へ引き継ぐ地点，救急車の誘導ルートをあらかじめ明確に決めておき，医療救護に従事するスタッフ全員に周知徹底させておく。
- 発生時に円滑に患者搬送ができるように，事前に近隣消防署，警察署，行政，地域の医師，主な病院にイベントについての情報を伝達し，連絡方法，連絡先の確認しておく。

選手や参加者のみならず観戦者や大会スタッフへの配慮も忘れない

- 日本は欧米に比べて気温だけでなく湿度が高いので，外国からの訪問者にとって予想以上に厳しい環境である。特に，南半球や冷涼な国々からの訪問者は暑熱順化ができておらず，熱中症が発生するリスクが高いといえる。
- また，大会スタッフ，アルバイト，ボランティアらは仕事の責務を履行するために，長時間自由に休憩もとれずにトイレ，飲水を控えてしまうことが多い。多少具合が悪くなってもがまんしてしまい，イベント後半に重症化してから救護所に搬送されてくることが多い。熱中症についての知識を周知させ，あらかじめ暑熱順化しておくように事前研修などでていねいに指導する必要がある[3]。夏季の屋外での着ぐるみは原則禁止として，制服はより快適なものを心がけ，特に屋外スタッフには十分に空調が効いた休憩場所を設置し，水分補給を十分にとれる環境を提供する。体調不良を訴える者は速やかに仕事を中断させる。配置スタッフ数，休憩時間と回数，休日などの設定に十分な配慮が必要である。
- 露天販売などで火を使う現場スタッフは，暑熱環境がさらに劣悪となり熱中症に陥る危険が高まるだけでなく，発症時の二次災害として火器，熱湯などによる熱傷を併発することがある。

文献

1) 環境省：夏季のイベントにおける熱中症対策ガイドライン2018.
   [http://www.wbgt.env.go.jp/heatillness_gline.php]（2019年5月1日アクセス）
2) 東京都が主催する大規模イベントにおける医療・救護計画ガイドライン
   [http://www.fukushihoken.metro.tokyo.jp/iryo/kyuukyuu/saigaiiryou.html]
   （2019年5月1日アクセス）
3) 小野雅司：臨床スポーツ医学, 2018；37：754-758.

〔小島直樹〕

第8章　スポーツ現場での対応

Q43 特に熱中症のリスクが高い競技はありますか？

A ➡ 熱中症発症，死亡者数は野球，サッカーに多いですが[1]，重症の割合が高いのは陸上競技です[2,3]。運動を行う環境や運動の強度，持続時間，特有のユニフォーム，ヘルメットなどの装備などが危険因子となります。

運動時の熱中症発症状況

- 統計的には図1のように，中高生の部活動では熱中症発症数は，野球が最も多く，サッカー，陸上競技，バスケットボール，テニスが続く[1]。

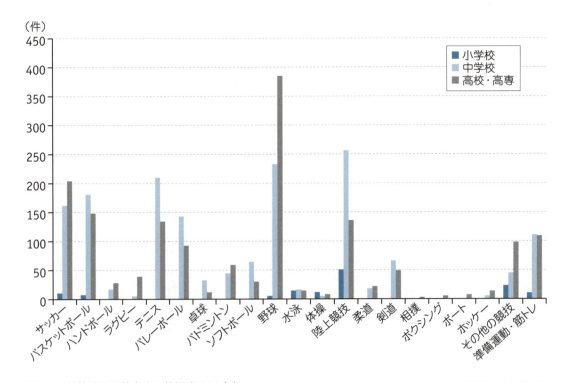

図1　学校管理下の熱中症の状況（2012年）　　　　　　　　（文献1をもとに作成）

死亡者数は同じく野球，サッカー，陸上競技に多く認めるが，ラグビー，剣道，柔道は全体の発症数が少ないにもかかわらず死亡数が多い（図2）[1]。

- 日本救急医学会のHeatstroke STUDY 2012最終報告によると，スポーツ時の熱中症は全体数では野球が最多であるが，重症度の割合では陸上競技が最も高かった（図3）[3]。

環境面でリスクが高い競技

- 暑熱環境下ではいかなるスポーツも熱中症に陥るリスクがあるが，特に日射を受ける野球やサッカーなどの屋外運動やマラソンや競歩のように道路からの反射熱を受ける環境は危険度が高い。バドミントンや卓球のように，無風条件が要求されるスポーツは締め切った体育館内で行うので，これも危険である。

- また，登山のように身体を冷やして休ませる場所が得られにくく医療機関が身近にないような状況では，たとえ発症時は軽症であっても重症化のリスクが高くなる。

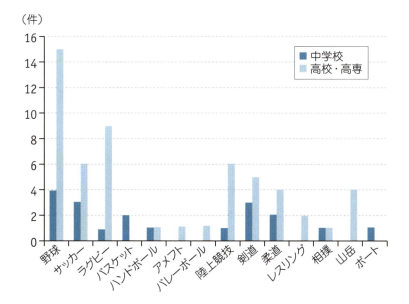

図2　体育活動中の熱中症死亡事故・校種・競技別（1990～2012年）
（文献1をもとに作成）

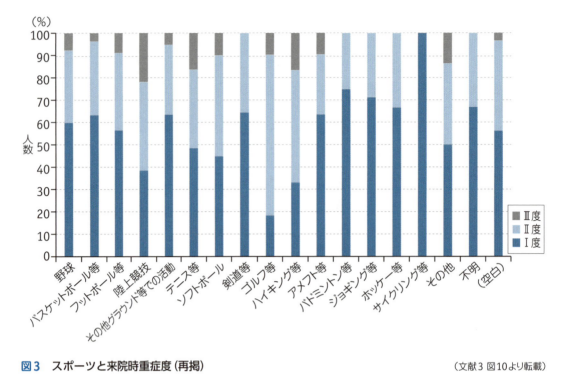

図3　スポーツと来院時重症度（再掲）　　　　　　　　　　　　（文献3 図10より転載）

運動特性でリスクが高い競技

- インターバルトレーニングのような強度が高いものや，ランニング，競歩のような連続運動するもの，野球やサッカーのように区切りの時間が長く思い通りに休憩や給水がとれないスポーツはリスクが高い[4]。さらに，剣道やアメリカンフットボール，フェンシングのようなヘルメットや防具，野球のような重ね着のユニフォームは高リスク因子となる。
- 連続運動する場合には，気軽に水分補給ができる環境を整えることが必要であり，いつでもトイレに行ける環境を整えることで，選手や参加者たちが尿意を抑えるために水分を控えることが決してないように配慮する。
- ヘルメットや防具はできるだけこまめにはずして熱の放散を促すよう指導する。衣服も頻回に交換することを勧める。休憩時には日陰を確保し，症状出現の際は速やかに冷房の効いた部屋で休ませることができるようにしておく。

文献

1) 日本スポーツ振興センター：学校災害防止調査研究委員会「体育活動における熱中症予防」調査研究報告書. 日本スポーツ振興センター学校安全部, 2014, p7-37. [https://www.jpnsport.go.jp/anzen/Portals/0/anzen/kenko/jyouhou/pdf/nettyuusyo/nettyuusho_3.pdf]（2019年5月1日アクセス）
2) 三宅康史, 他：日救急医会誌, 2010；21：230-244.
3) 日本救急医学会 熱中症に関する委員会：熱中症の実態調査―日本救急医学会―Heatstroke STUDY 2012 最終報告―. 日救急医会誌, 2014；25：846-862.
4) 三宅康史：熱中症. 改訂第2版, へるす出版, 2017, p85-91.

―――― 小島直樹

第8章 スポーツ現場での対応

Q44 パラ競技の指導では特別な配慮が必要ですか？

A → 脊髄損傷の選手は，運動機能障害のみならず，自律神経障害が見えない障害として存在します．発汗機能や血管調節機能の低下，脈拍の調整能力の低下のために，健常者のような体温調節機能が十分に発揮されません[1]．

脊髄損傷による障害がある選手は体温調節機能が低下している

- パラリンピックのクラス分けは，脊髄損傷などの筋力低下，他動的関節可動域制限，四肢欠損，肢長差，低身長，筋緊張亢進，運動失調，アテトーゼ，視覚障害，知的障害の10項目，全部で22競技ある．日本では脊髄損傷による筋力低下，四肢切断者の選手が多い[1]．
- 脊髄損傷の障害者は，障害レベルより下の領域において交感神経が遮断されているために，発汗作用および血管調節機能が低下している（図1）．したがって，体温上昇に対する熱放散がうまく機能せず，健常者と比較してうつ熱状態に陥る危険が高い．さらに心臓交感神経への伝達も障害されている場合は，体温上昇や激しい運動時も反応性に心拍数が上昇しないため，熱放散が不十分となりうる．
- また，屋外競技における車椅子の選手は，地面との距離が近く，地表温，反射熱の影響を受けやすく[1]，一般に指標とされるWBGTよりも劣悪な環境にさらされ，熱中症のリスクが高まる．さらに，車椅子の場合は体重測定が容易ではないので，健常者のように綿密な体重管理ができず脱水への対応が遅れる一因となる．

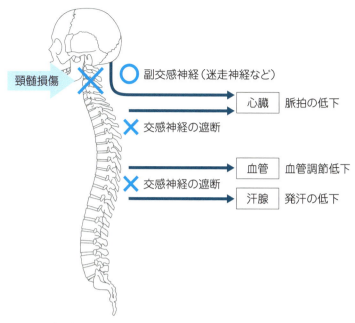

図1 頸髄損傷で障害される体温調節機能

四肢切断者，その他の障害者での注意点

- 四肢は発汗や血管拡張による体温調節の重要な部位である．四肢，特に下肢は体液プールに重要な役割を果たすので，下肢切断者は健常者より体液が少ない傾向にあり，高体温時の予備能力が劣る[2]．さらに，切断四肢に応じて体表面積が減少すると，それに応じて発汗や皮膚血流による熱放散が制限される．
- また，下肢切断者は主観的な温熱感覚を低く見積もる可能性が指摘されている[3]．同様に知的障害者は自覚症状を感じとりにくく，視力障害者は環境面からの熱中症の危険度を察知しにくいために，暑さに対する自発的な対応が遅れがちとなる．計画性のある定期的な飲水，休憩など周囲からの働きかけによる予防が重要となる．

文献

1) 西山一成，他：臨スポーツ医，2018；35：704-709．
2) 尾川貴洋：救急医学，2018；42：263-267．
3) 坂光徹彦，他：第33回若手研究者のための健康科学研究助成成果報告書．2018，p83-87．

———— 小島直樹

第8章 スポーツ現場での対応

Q45 夏季の運動はどのような服装で行うべきですか？

A → 体から産生される熱を放散しやすく（熱放散性），汗をできるだけ速く蒸発させるもの（通気性，吸湿性，速乾性）を着用するようにしましょう。屋外では，日射などの輻射熱を軽減するもの（遮熱性）が勧められます。

体熱の放散性，汗の速乾性，日射からの遮蔽性をバランスよく

- 運動時の服装は，運動動作を妨げることなく身体を適切に防御し，加えて魅力のある外観を備えていることが期待される。さらに夏季は，運動により発生する温熱ストレスをできるだけ軽減する工夫が要求される。
- 通気性に関しては，衣服による熱抵抗は被覆面積に比例して増大するので，皮膚露出は大きいほうがよく[1]，さらに体幹部に比べて四肢部を露出したほうがより熱放散が大きくなる[2]。したがって袖なし，半ズボンが理想である。
- 衣服の襟元，袖口，裾などは開口部を広くすることで，換気が促進される。開口部が垂直方向の上下に開いているタイプは，下から入った空気が上端へ抜けるいわゆる煙突効果があり[2]，より有効な換気が期待できる。
- 衣服の機能性に関しては，煙突効果以外にもふいご作用が知られている。身近なものでは，うちわなどで身体と着衣の間を扇いで涼をとることが代表例だが，同様の機序は動作に応じて衣服が適度に動くことによって，人体と衣服との間に強制的な気流が生じることでも期待できる。
- 屋外では，日射や路面，人工芝からの反射などの輻射熱や紫外線を軽減するために，帽子を着用し皮膚の露出を抑える服装がよい。輻射環境下で四肢部の露出の有無を比較した研究では，軽運動時は四肢の露出を抑えることで皮膚温，心拍数の上昇が抑制されることが示された[3]。
- 遮蔽性と通気性は相反する要素なので（図1），各個人および運動強度に

> 実際の衣服の選び方や素材の特徴については
> ☞ 第10章 Q54～56
> (p178～191)を参照

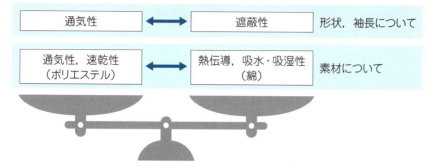

図1 服装の機能におけるバランス

応じて判断する。たとえばウォーキングであれば，通気性のよい長袖長ズボン着用がよく，競技ランニングであればいわゆるランニングシャツ，ランニングパンツが最適となる。

- 防具やヘルメットなど重装備をせざるを得ないようなスポーツでは，試合の合間や休憩時間ごとに，できる限り頻回に防具やヘルメットをはずしたり，ユニフォームの襟元を開ける，などを励行し放熱を促す[4]。面やヘルメットがはずせない場合は直接声をかけ，目を見て意識がしっかりしていることを確認する。

どのような素材を選択すべきか？

- 汗の蒸発と通気性についてはポリエステル100％が理想的で，熱の伝導と汗の吸収は綿100％が優れている（図1）[5]。綿製品は発汗時に湿気を吸収することで快適感をもたらす効果もある[6]。したがって両者の利点を合わせ，綿とポリエステルの混合素材を用いることが多い。さらに，白色は黒色に比べて輻射熱の減少が大きいので温熱ストレスを軽減できる可能性がある[5]。

文献

1) 三宅康史：熱中症．改訂第2版，へるす出版，2017，p139-140．
2) 日本生気象学会：日常生活における熱中症予防指針 Ver.3確定版，2013．
 [http://seikishou.jp/pdf/news/shishin.pdf]（2019年5月1日アクセス）
3) 辻　道夫，他：日生気誌，2015；51：127-139．
4) Armstrong LE, et al：Med Sci Sports Exerc，2007；39：556-572．
5) 芳田哲也：日生気象会誌，2015；52：97-104．
6) 芳田哲也：臨スポーツ医，2018；7：684-688．

―――― 小島直樹

column

オリンピック・パラリンピックに向けての熱中症対策

日本集中治療医学会を含めた23の学会は，2020年東京オリンピック・パラリンピック開催中の救急災害医療体制にかかわる学術連合体（コンソーシアム）を結成して，関係諸団体との連携を強化し，積極的に学術的な提言を行っている．各学会の担当部会が，2019年にガイドラインの発行を予定しており，その後はテーマごと（熱中症，外国人対応，看護等）にワーキング・グループ（WG）をつくり，横断的な議論，情報共有を行っていく方針である．以下に，各会場での熱中症の対策についてガイドラインでの提言を示す．

①熱中症のトリアージ
現場でのトリアージには，東京消防庁疾病観察カードを用いて，現場での意識（JCS），血圧，呼吸数，脈拍，SpO_2のいずれか1項目でも異常所見があった場合を陽性（重症）として，軽症例は救護所で対応し，重症例を救命救急センターへ搬送するのが望ましい．

②軽症例への対応
軽症例は，救護所で休憩と水分摂取を行う．
クーラーの効いた涼しい部屋であるが，救護所で蒸散冷却法による全身冷却を行う準備が必要である．選手やスタッフに対して，アイスプールによる全身冷却を実施するかどうかは検討の余地がある．水分摂取は，経口補水液と輸液による補液ができる体制を用意するべきである．

③重症例への対応
東京消防庁による基準に準じて，救命救急センターへ早期搬送するべきである．救護所では，搬送前に可能な処置として，ABCアプローチ（A：Airway，B：Breathing，C：Circulation）の異常に対する対応（気管挿管や酸素投与，輸液，循環作動薬の投与など）と全身冷却の準備と輸液を行う体制を用意するべきである．

——神田　潤

column

屋外競技場に家族でスポーツ観戦に行く前にできる熱中症対策は？

運動には暑熱順化，つまり"暑さに身体が慣れる"という機能がある（column「暑熱順化」p.139参照）。同様のことは日常生活でも当てはまるので，出かける7〜10日前から暑熱環境に身を置いて，汗をかきやすい体をつくっておくように指導するとよい。

暑さに慣れると，汗をかきやすくなり，また血液の流れがよくなるので，体温の上昇が抑えられる[1]。日中に軽い運動から少しずつ始めることで効果が出るが，運動ができない場合はサウナでも効果が期待できる。

文献

1) 環境省：夏季のイベントにおける熱中症対策ガイドライン2018
[http://www.wbgt.env.go.jp/heatillness_gline.php]（2019年5月1日アクセス）

―― 小島直樹

第9章 労働現場での対応

Q46 屋外作業時はどのような点に注意が必要ですか？

A → 労働者の熱中症発生を念頭に置いて，まずはWBGTを測定し，作業環境を評価する必要があります。WBGT値の低減のために作業環境の整備や作業時間の調整，労働者の服装への配慮などを行うことが重要です。

WBGTを測定し作業環境を評価する

- 屋外作業時，特に夏期の現場においては，一般の環境よりも高温多湿な場面が多くみられる。そのような環境下では，発汗による体温調節が困難であり，身体負荷の強い作業への従事，あるいは高い身体負荷ではなくとも長時間の身体活動で筋肉による熱産生が増すことによって，さらに体温が上昇しやすく，熱中症発症の危険は大きくなる。
- 職場における熱中症の予防のため，厚生労働省労働基準局は局長通達として，1996年5月に「熱中症の予防について」，2005年7月に「熱中症の予防対策におけるWBGTの活用について」[1]を示した。さらに，熱中症による死亡者数が年間約20名，休業4日以上の業務上疾病者数が年間約300名に上ったことを受け，2009年6月の「職場における熱中症の予防について」[2]において，熱中症予防に関する事業者の実施事項として，①WBGT（wet bulb globe temperature，湿球黒球温度：暑さ指数）の活用，②熱中症予防対策（1. 作業環境管理，2. 作業管理，3. 健康管理，4. 労働衛生教育，5. 救急処置）を示した。
- 都市部における屋外作業では，空調設備などの人工排熱，舗装道路やコンクリート構造物の蓄熱，大気汚染による温室効果，高層ビルによる海風の遮断によるヒートアイランド現象などで気温は高くなりやすい。人間が体感する暑さは，それに加えて相対湿度や輻射熱，風速が関与するため，これらの総合指標であるWBGTが熱中症の予防のために国際

> **WBGT**
> wet bulb globe temperature
> 湿球黒球温度
> ☞第1章 Q7 (p.26) 参照

的に広く使用されている。職場における熱中症予防のためには、まずWBGTを測定し、作業環境を評価することが重要となる。

- WBGT値は暑熱環境における熱ストレスの評価を行う暑さ指数であり、以下の式で算出される。なお、作業時の衣類の組み合わせによってWBGT値を補正する（**表1**）。

①屋内の場合および屋外で太陽照射のない場合

　WBGT値＝0.7×湿球温度＋0.3×黒球温度

②屋外で対象照射のある場合

　WBGT値＝0.7×湿球温度＋0.2×黒球温度＋0.1×乾球温度

表1　衣類の組み合わせによりWBGT値に加えるべき補正値

衣服の種類	WBGTに加えるべき補正値（℃）
作業服（長袖シャツとズボン）	0
布（織物）製つなぎ服	0
二層の布（織物）製服	3
SMSポリプロピレン製つなぎ服	0.5
ポリオレフィン布製つなぎ服	1
限定用途の蒸気不浸透性つなぎ服	11

注）補正値は、一般にレベルAと呼ばれる完全な不浸透性防護服に使用してはならない。また、重ね着の場合に、個々の補正値を加えて全体の補正値とすることはできない。

（文献2より転載）

WBGT値の低減のために配慮する

- 作業場所ではWBGT測定器を設置し、正確なWBGT値を把握することが望ましい。「環境省・熱中症予防情報サイト」（http://www.wbgt.env.go.jp）では運用期間中、当日、翌日、翌々日の3日間における3時間ごとのWBGT予測値を公開している。予測値また熱中症情報などで事前に基準値（**表2**）を超えることが予想されているときは、作業中にWBGT値を測定するよう努めることが求められている。
- なお、WBGT基準値は、既往症のない健康な成年男性を基準として、曝露されてもほとんどが有害な影響を受けないレベルに相当するものとして設定されているため、その点に注意する必要がある。
- WBGT値がWBGT基準値を超える場合、あるいは超えるおそれがある場合は、屋根やひさし、テントなどで日陰をつくる、蒸発しやすい微

表2 労働に関する指針―WBGT熱ストレス指数の基準値表（各条件に対応した基準値）（再掲）

区分	身体作業強度（代謝率レベル）の例	WBGT基準値	
		熱に順化している人（℃）	熱に順化していない人（℃）
0 安静	・安静	33	32
1 低代謝率	・楽な座位 ・軽い手作業（書く，タイピング，描く，縫う，簿記） ・手および腕の作業（小さいベンチツール，点検，組立てや軽い材料の区分け） ・腕と脚の作業（普通の状態での乗り物の運転，足のスイッチやペダルの操作） ・立体 ・ドリル（小さい部分） ・フライス盤（小さい部分） ・コイル巻き ・小さい電気子巻き ・小さい力の道具の機械 ・ちょっとした歩き（速さ3.5km/h）	30	29
2 中程度代謝率	・継続した頭と腕の作業（くぎ打ち，盛土） ・腕と脚の作業（トラックのオフロード操縦，トラクターおよび建設車両） ・腕と胴体の作業（空気ハンマーの作業，トラクター組立て，しっくい塗り，中くらいの重さの材料を断続的に持つ作業，草むしり，草掘り，果物や野菜を摘む） ・軽量な荷車や手押し車を押したり引いたりする ・3.5〜5.5km/hの速さで歩く ・鍛造	28	26
3 高代謝率	・強度の腕と胴体の作業 ・重い材料を運ぶ ・シャベルを使う ・大ハンマー作業 ・のこぎりをひく ・硬い木にかんなをかけたりのみで彫る ・草刈り ・掘る ・5.5〜7km/hの速さで歩く ・重い荷物の荷車や手押し車を押したり引いたりする ・鋳物を削る ・コンクリートブロックを積む	気流を感じないとき 25 / 気流を感じるとき 26	気流を感じないとき 22 / 気流を感じるとき 23
4 極高代謝率	・最大速度の速さでとても激しい活動 ・おのを振るう ・激しくシャベルを使ったり掘ったりする ・階段を登る，走る，7km/hより速く歩く	23 / 25	18 / 20

注1：日本工業規格Z 8504（人間工学―WBGT（湿球黒球温度）指数に基づく作業者の熱ストレスの評価―暑熱環境）附属書A「WBGT熱ストレス指数の基準値表」を基に，同表に示す代謝率レベルを具体的な例に置き換えて作成した。
注2：熱に順化していない人とは，「作業する前の週に毎日熱にばく露されていなかった人」をいう。

（文献1より転載）

細な水蒸気ミストを噴出させる，朝のうちに地面に散水するなど，作業環境の改善に努める。さらに，作業の身体的負荷および連続時間を抑制する，休憩時間を増やすなど，作業方法を管理し，日よけ付きの帽子や濡らしたタオルを使用するなど労働者の服装にも配慮して，飲水，塩分

摂取を促すことも重要である。

文献

1) 厚生労働省：熱中症の予防対策におけるWBGTの活用について．
   [https://www.mhlw.go.jp/bunya/roudoukijun/anzeneisei05/]（2019年4月11日アクセス）
2) 厚生労働省：職場における熱中症の予防について．
   [https://www.mhlw.go.jp/bunya/roudoukijun/anzeneisei33/]（2019年4月11日アクセス）

〔中村俊介〕

第9章 労働現場での対応

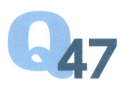

Q47 冷房が効いた屋内の作業であればリスクはありませんか？

空調の効いた作業環境であれば，熱中症発生のリスクは小さくなります。しかし，それだけでは十分でない労働現場は多く，環境，作業内容など労働者に対する総合的な管理の面からも熱中症予防対策を行うことが重要です。

作業の強度や時間とともに現場のWBGT値を評価する

- 屋内における作業であっても，炉や発熱体などから放射される赤外線の輻射熱のために一般の環境よりも高温多湿な職場は多く，作業環境における環境温の管理は重要となる。暑熱環境では，ブラインドなどで遮光し，発熱体の隔離や発熱体と労働者との間に遮蔽物を設置するなどの対応を行い，適切に通風や冷房を行うための設備を設けるなどの対応も必要となる。特に高温多湿な作業場所では，その設備に除湿機能があることが望ましい。
- 職場では，「労働者自身が症状に合わせて休憩などを取りにくい」「身体への負荷は小さくても身体活動が持続する時間が長い」「労働安全衛生保護具を装着するために放熱しにくい状況になっている」などが原因で熱中症を生じやすくなっていないか配慮する必要がある。
- 冷房が効いていれば熱中症発生のリスクは軽減するが，身体作業強度（代謝率レベル）や作業時間，作業時の服装についても確認し，実際の現場におけるWBGT値を評価することが重要となる。

労働者の体調や健康状態などを総合的に管理する

- 梅雨明けや休み明けの急に暑くなった時期は，暑さへの慣れが十分でなく，上手に汗をかけない状態のために体温が上昇しやすい。特に自宅で

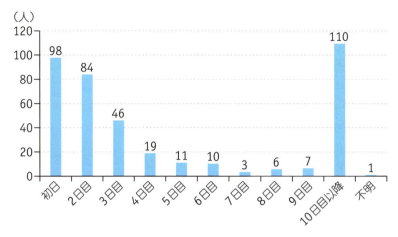

図1 労働災害における熱中症による死亡者数と作業開始からの経過日数（1997〜2016年）

(文献1より転載)

　睡眠，休養がとれず，体温が正常化していない状態で仕事を始めるのは，適切ではない．このように暑熱に「順化」ができていないときは，より熱中症に注意する必要がある．

- 労働災害における熱中症の死亡者数は作業開始の初日に最も多く，初日から3日間の間で全体の約2/3を占めている（図1）．また，体調不良の状態や食事をとっていない状態で従事するのも熱中症を生じる危険が大きい．飲料や食事を摂取し，体調が回復した後に従事させるように注意する必要がある．

- 熱中症は種々の要因が複合して作用することで生じるため，空調の効いた屋内の作業であっても発生する危険がある．そのため，作業環境，作業内容，労働者の体調や健康状態などを総合的に管理し，熱中症予防のための対策を行うことが重要となる．

文献

1) 環境省：熱中症環境保健マニュアル2018.
 [http://www.wbgt.env.go.jp/heatillness_manual.php]（2019年5月14日アクセス）

— 中村俊介

第9章 労働現場での対応

Q48 熱中症は労災として認定されますか？

A → 認定されます。労働基準法では，使用者の指揮下で業務に従事し，その業務に内在する危険有害要因が相対的に有力な原因となった外傷や疾病に対して，使用者が療養費と休業補償費などを負担することを義務づけています。

労災を認定する要件

- 労働基準法では，第七十五条第1項において「労働者が業務上負傷し，又は疾病にかかった場合においては，使用者は，その費用で必要な療養を行い，又は必要な療養の費用を負担しなければならない」ことを定めている。さらに，その療養のために労働することができず，賃金を受けられない場合において，使用者は「休業補償を行わなければならない」ことが第七十六条に示されている。「業務上の疾病」については，労働基準法施行規則（昭和二十二年厚生省令第二十三号）の別表第一の二に示され，第2号「物理的因子による次に掲げる疾病」の8に「暑熱な場所における業務による熱中症」が記載されている。
- 「暑熱な場所における業務」についての詳細は示されていないが，作業環境が生活環境よりも暑い，作業の身体負荷が大きい，体熱が放散しにくくなる労働安全衛生保護具を着用して作業している，などのように業務に従事していたために熱中症になりやすかったと推定されることが，労災を認定する要件になる。一方，暑熱な場所における業務に従事していても，脱水によって狭心症や脳梗塞，慢性腎臓病などの持病が増悪した場合は通常熱中症とは呼ばない（**表1**【一般的認定要件】③）[1]。

表1　熱中症が労災と認定されるための要件

【一般的認定要件】
①業務上の突発的またはその発生状態を時間的，場所的に明確にしうる原因が存在すること
②当該原因の性質，強度，これが身体に作用した部位，災害発生後発病までの時間的間隔等から災害と疾病との間に因果関係が認められること
③業務に起因しない他の原因により発病（または増悪）したものでないこと
【医学的診断要件】
①作業条件および温湿度条件等の把握
②一般症状の視診（痙攣，意識障害等）および体温の測定
③作業中に発生した頭蓋内出血，脳貧血，てんかん等による意識障害等との鑑別診断

（文献1より作成）

労働者災害補償保険と労働安全衛生法

- 業務上の疾病としての熱中症の認定基準は示されていないが，厚生労働省労働基準局安全衛生部労働衛生課による「職場における熱中症予防対策マニュアル」[2]において，熱中症とは「高温多湿な環境下において，体内の水分及び塩分（ナトリウムなど）のバランスが崩れたり，循環調節や体温調節などの体内の重要な調整機能が破綻するなどして発症する障害の総称」であり，その症状として「めまい・失神，筋肉痛・筋肉の硬直，大量の発汗，頭痛・気分の不快・吐き気・嘔吐・倦怠感・虚脱感，意識障害・痙攣・手足の運動障害，高体温等」が現れることを示している。

- 労働者災害補償保険（労災保険）は政府が保険者となり，使用者が強制加入する保険制度であり，労働者災害補償保険法で規定されている。被災者の請求に基づいて，療養費，休業4日目からの休業補償費などが給付される。なお，災害保障制度については，使用者ならびに労働者のいずれの過失が大きかったかは問わない「無過失責任制度」がとられていて，速やかに補償が行われる制度となっており，労災保険の給付を受けた範囲は，使用者による補償の義務が免除される。

- 一方で，労災であるにもかかわらず，労災保険が請求されない事例も存在する。そのため労働安全衛生法では，第百条に「厚生労働大臣，都道府県労働局長又は労働基準監督署長は，この法律を施行するため必要があると認めるときは，厚生労働省令で定めるところにより，事業者，労働者，機械等貸与者，建築物貸与者又はコンサルタントに対し，必要な事項を報告させ，又は出頭を命ずることができる」と定め，第百二十条

において「五　第百条第一項又は第三項の規定による報告をせず，若しくは虚偽の報告をし，又は出頭しなかった者」に対して，「五十万以下の罰金に処する」ことが示されている。熱中症は労災として認定される「業務上の疾病」であるため，労災保険が請求される必要がある。

文 献

1) 公益財団法人労災保険情報センター：労災になりますか 問46
 [https://www.rousai-ric.or.jp/Portals/0/images/under/faq/new046_02.pdf]
 （2019年4月11日アクセス）
2) 厚生労働省労働基準局安全衛生部労働衛生課：職場における熱中症予防対策マニュアル．2018．
 [https://www.mhlw.go.jp/file/06-Seisakujouhou-11200000-Roudoukijun-kyoku/manual.pdf]（2019年4月11日アクセス）

〔中村俊介〕

第9章 労働現場での対応

Q49 労働現場での熱中症対策で特に注意すべき点は何ですか？

A → 熱中症対策が，その業種や職場の特徴をふまえたものであることが重要です。さらに予防だけでなく，熱中症発生時の対応，応急処置などを作業の管理者および労働者に指導することも重要です。

業種や職場の特徴をふまえた対策

- 労働現場における熱中症予防対策としては，作業環境管理，作業管理，労働者の健康管理が重要となる。
- 作業環境管理では，WBGT値の低減のための措置や休憩場所の整備などを行い，作業管理として，①作業時間の短縮，作業休止時間や休憩時間の確保，②熱への順化（暑熱順化）のための対応，③水分および塩分の摂取促進，④服装の調整，⑤作業中の巡視などを行う。これらの予防対策は，それぞれの業種の特徴をふまえた実際的なものを策定し，実践することが重要である。
- 労働者の健康管理としては，健康診断結果などに基づいて就業場所の変更等の対策を行い，日常の健康管理（睡眠，食事，飲酒など）に関する指導，作業開始前の健康状態の確認，就業中の身体状況の確認などを実施する。さらに，労働者自身による健康管理が重要であることから，作業を管理する者に加えて，労働者に対して，あらかじめ①熱中症の症状，②熱中症の予防方法，③緊急時の救急措置，④熱中症の事例について労働衛生教育を行う（**表1**，**表2**）[1, 2]。

発生時の対応や応急処置に関する教育・啓発活動

- 労働現場において熱中症が発生したときの対策も重要である。まずは労働者の熱中症の発症に備えて，近隣の病院，診療所などの所在地および

表1　作業を管理する者向けの労働衛生教育

	事項	範囲	時間
1	熱中症の症状	・熱中症の概要 ・職場における熱中症の特徴 ・体温の調節 ・体液の調節 ・熱中症が発生する仕組みと症状	30分
2	熱中症の予防方法	・WBGT値（意味，基準値に基づく評価） ・作業環境管理（WBGT値の低減，休憩場所の整備等） ・作業管理（作業時間の短縮，熱への順化，水分および塩分の摂取，服装，作業中の巡視等） ・健康管理（健康診断結果に基づく対応，日常の健康管理，労働者の健康状態の確認，身体の状況の確認等） ・労働衛生教育（労働者に対する教育の重要性，教育内容および教育方法） ・熱中症予防対策事例	150分
3	緊急時の救急処置	・緊急連絡網の作成および周知 ・緊急時の救急措置	15分
4	熱中症の事例	・熱中症の災害事例	15分

（文献2より転載）

表2　労働者向けの労働衛生教育（雇い入れ時または新規入場時）

	事項	範囲
1	熱中症の症状	・熱中症の概要 ・職場における熱中症の特徴 ・体温の調節 ・体液の調節 ・熱中症が発生する仕組みと症状
2	熱中症の予防方法	・WBGT値の意味 ・現場での熱中症予防活動（熱への順化，水分および塩分の摂取，服装，日常の健康管理等）
3	緊急時の救急処置	・緊急時の救急措置
4	熱中症の事例	・熱中症の災害事例

（文献2より転載）

連絡先を把握し，さらに緊急連絡網を作成して関係者に周知する体制を構築する必要がある。実際に労働衛生教育を通して学習した「熱中症を疑わせる症状」を認めた場合は，まず意識を確認し，意識がない場合や呼びかけに応じない場合，受け答えが明確でない場合などは救急隊を要請する。意識が清明でも，また救急隊を要請していても，涼しい日陰や冷房が効いている部屋などへ移動し，衣服を脱がせて，体からの放熱を促す。可能であれば露出させた皮膚に水をかけ，うちわや扇風機などの風を当てる。

冷却法の具体例は☞第4章 Q24（p.84）を参照

- 意識が清明でも，水分を自力で摂取できなければ医療機関に搬送する。一方，嘔気や嘔吐がなく，自力で水分を摂取できる場合は，水分および塩分を与える。この際，誰かが必ず付き添い，回復するまで見守ることが重要である。熱中症の病態，重症度は対処のタイミングや内容，傷病者の状況で刻々と変化する。また，摂取した水分を嘔吐し，誤嚥など気道に問題を生じる危険もあるため，注意が必要である。水分を摂取しても症状が回復しない，あるいは悪化するなどあれば，医療機関へ搬送する（第2章Q9 p.40 図1）。熱中症の重症化を防ぐため、このような応急処置を誰もが円滑に実施できるように指導することが重要となる。

◆

- 労働現場では，それぞれの業種，職場の特徴に応じた，実効性のある熱中症予防対策が必要となる。さらに，熱中症を早期に発見し，適切な対応ができるように作業の管理者および労働者に対して，教育，啓発活動を十分に行うことが重要である。

文献

1) 厚生労働省労働基準局安全衛生部労働衛生課：職場における熱中症予防対策マニュアル．2018．
   [https://www.mhlw.go.jp/file/06-Seisakujouhou-11200000-Roudoukijun-kyoku/manual.pdf]（2019年4月11日アクセス）
2) 厚生労働省：職場における熱中症予防．
   [https://www.mhlw.go.jp/stf/seisakunitsuite/bunya/0000164083.html]（2019年4月11日アクセス）

―――― 中村俊介

第9章 労働現場での対応

Q50 労働現場での熱中症は中・高年者に多いのでしょうか？

A ➡ 労働環境における熱中症の多くは，高年齢ではなく，30歳代〜50歳代にかけて発生しています。環境の要因に加えて，行動要因および労働者自身の要因が関与するため，作業および労働者への介入も重要となります。

熱中症の発症につながる疾患のリスクを把握する

- 労働災害における熱中症による死亡者数を業種別にみると，建設業など屋外での作業に多いが，製造業などの屋内作業においても多数発生している（図1）。これらには，WBGT指数計を準備していないために作業環境の把握ができない事例，熱中症になった労働者の発見や救急搬送が遅れてしまった事例に加えて，事業場における健康管理が適切でなかった事例などがある。熱中症の発症には，環境要因のみでなく，作業に関する行動要因および労働者自身の要因が大きく関与する。
- 年代別の熱中症による死亡者数は30歳代〜50歳代に多く，高年齢ではない（図2）。実際に熱中症が発生するかどうかについては，個々の労働者の健康状態が大きく影響するため，労働現場では健診結果等に基づいた対応を行い，さらに日常の健康を管理することが重要となる。
- 熱中症の発症に影響を与える疾患としては，糖尿病や高血圧症，心疾患などがある。糖尿病では，血糖が高値となることで必要水分量が多くなり，浸透圧利尿も生じるために脱水に陥りやすい。高血圧症や心疾患では，利尿薬を内服している場合に脱水に陥りやすく，さらにナトリウムの排泄を生じることでも熱中症を生じやすくなる。心不全や腎不全などは，水分や塩分の補給に制限があり，熱中症を回避する行動をとりにくいことがある。
- その他にも，広範囲の皮膚疾患で発汗障害のために体温調整に支障をき

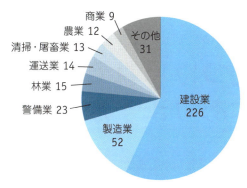

図1 労働災害における熱中症による死亡者数（人），業種別（1997～2016年）
（環境省：熱中症環境保健マニュアル2018より転載）

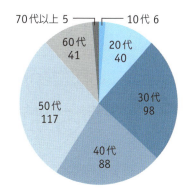

図2 労働災害における熱中症による死亡者数（人），年代別（1997～2016年）
（環境省：熱中症環境保健マニュアル2018より転載）

たしている場合，精神疾患で自律神経に影響を及ぼす薬剤を服薬している場合なども熱中症に注意する必要がある。これら疾患については，健康診断の項目に含まれていることから評価，判断は可能となる。健診結果に異常所見があった場合やすでに治療を受けている場合は産業医や主治医から意見を聴き，その意見を勘案して，必要時には就業場所の変更，作業の転換等の措置を講じる。

日常的な体調管理や暑熱順化などについて指導する

- 熱中症を生じやすくなるような疾患を持たない労働者であっても，日常の健康管理は重要である。高温多湿な作業場所で働く労働者に対して，睡眠不足や体調不良，朝食の摂取，前日の飲酒などを確認し，早期に脱水状態を把握して，自覚症状が出る前に定期的な水分・塩分を補給するように指導する必要がある。
- また，暑熱順化の有無は熱中症の発生に大きく影響する。高温多湿の作業現場において，熱に順化しておらず，かつ作業に適応できていない状態で従事することは危険が大きい。特に，作業を開始した初日は，身体負荷が大きく，休憩をとらずに連続して長時間に及ぶ作業が多い。労働者の経験が少ない場合はより危険となるため，注意する必要がある。順化していない状態であれば，7日以上かけて熱に曝露する時間を徐々に長くするなどの対応を行い，余裕を持った作業計画を立てる必要がある。

―― 中村俊介

第9章 労働現場での対応

Q51 事業所に義務づけられている熱中症対策はありますか？

A → 暑熱または多湿の作業場では半月以内ごとに1回，気温，湿度および輻射熱を測定することが義務づけられています。また，健康診断の結果に応じ，就業場所の変更などの措置を講じる必要があります。

法令，規則で労働者を守るよう義務づけられている

- 労働契約法では，「使用者は，労働契約に伴い，労働者がその生命，身体等の安全を確保しつつ労働することができるよう，必要な配慮をするものとする」(第五条)とし，安全配慮義務を定めている。また，労働安全衛生法では健康の保持増進のための措置として，作業環境測定(第六十五条)，健康診断(第六十六条)の実施を義務づけ，さらに労働安全衛生規則において，具体的な暑熱，多湿の作業場が示され(第五百八十七条)，温度および湿度等の測定は「半月以内ごとに一回，定期に」測定しなければならないことを定めている(第六百七条)。
- 労働安全衛生規則は作業環境について，「冷房，暖房，通風等適切な温湿度調整の措置(第六百六条)」，「加熱された空気を直接屋外に排出し，又はその放射するふく射熱から労働者を保護する措置(第六百八条)」を講じなければならないことを定め，著しく暑熱な場所への「関係者以外の者が立ち入ることを禁止し，かつ，その旨を見えやすい箇所に表示しなければならない(第五百八十五条)」ことを示している。さらに，「多量の発汗を伴う作業場においては，労働者に与えるために，塩及び飲料水を備えなければならない(第六百十七条)」，「作業場外に休憩の設備を設けなければならない(第六百十四条)」とし，半年ごとの特定業務従事者健康診断(第四十五条)を義務づけている。
- 労働基準法第六十二条では満十八歳未満の年少者，第六十四条の三では妊娠中の女性及び産後一年を経過しない女性について，危険有害業務の

就業制限を定め，その具体的な業務として，年少者就業基準規則の第八条，女性労働基準規則の第二条でそれぞれ「著しく暑熱な場所における業務」の就業禁止を規定している。また，一般労働者においても，労働基準法施行規則第十八条で「著しく暑熱な場所における業務」は「労働時間の延長が二時間を越えてはならない」と定められている。

体調に応じた働き方で熱中症を減らす

- 労働者が健康に働くことができるようにするため，事業者は労働者の健康状態を的確に把握する必要がある。健康診断を行い，その結果に基づいて医学的知見をふまえ，労働者の健康管理を実施する。必要があれば，就業場所の変更，作業の転換，労働時間の短縮など就業上の措置を講じることになる。
- 厚生労働省労働基準局は局長通達として，「職場における熱中症の予防について」[1]を示し，WBGT値の活用をはじめ，さまざまな熱中症予防対策を職場において実施することを勧奨している。また，第13次労働災害防止計画（2018～2022年度）(**表1**)[2]では，職場での熱中症による死亡者数を2013年から2017年までの5年間と比較して，2018年から2022年までの5年間で5%以上減少させることを目標に掲げている[3]。

表1 就業構造の変化および働き方の多様化に対して対策の推進，第13次労働災害防止計画（2018～2022年度）

熱中症の予防
・JISに適合したWBGT値測定器の普及とWBGT値の測定とその結果に基づき，休憩の確保，水分・塩分の補給，クールベストの着用等の必要な措置の推進 ・熱中症予防対策の理解を深めるために，建設業等における先進的な取組の紹介や労働者等向けの教育ツールの提供
熱中症対策
①WBGT値（暑さ指数）の把握の準備 ②作業計画の策定 ③設備対策の検討 ④服装等の検討 ⑤休憩場所の確保の検討 ⑥教育研修の実施 ⑦熱中症予防管理者の選任等

（文献2より作成）

文献

1) 厚生労働省：職場における熱中症の予防について．
 [https://www.mhlw.go.jp/bunya/roudoukijun/anzeneisei33/]（2019年4月11日アクセス）
2) 厚生労働省：第13次労働災害防止計画（2018～2022年度）．
 [https://www.mhlw.go.jp/content/11200000/000341163.pdf]（2019年4月11日アクセス）
3) 厚生労働省労働基準局安全衛生部：第13次労働災害防止計画の目標数値．
 [https://www.mhlw.go.jp/stf/seisakunitsuite/bunya/0000197309.html]（2019年4月11日アクセス）

〔中村俊介〕

第9章 労働現場での対応

Q52 職場で備えておくべき設備や立てるべき予防策にはどのようなものがありますか？

A ➔ WBGT値の把握のため，まずは測定器を準備します。WBGT値を下げるために屋根や冷房設備などを設置し，休憩場所の確保，服装等の検討などを行い，WBGT値に応じて，作業時間の短縮ができるように余裕を持った予防策を立てることも重要です。

厚生労働省の指針に沿った対策を立てる

- 熱中症予防対策として，厚生労働省は中央労働災害防止協会などの防災団体等と連携し，2017年より「STOP！熱中症　クールワークキャンペーン」を展開している。2019年においても，職場における熱中症予防対策の浸透をはかり，重篤な災害を防ぐため，改めて予防対策の徹底をはかることを目的とし，実施される[1]。
- キャンペーンでは，4月を準備期間とし，その期間は5月1日から9月30日までであり，7月が重点取組期間となる。それぞれの期間において，職場における実施事項として，以下のものが示されている。

① 準備期間（4月）

1) WBGT値の把握の準備

- 日本工業規格「JIS Z 8504」または「JIS B 7922」に適合したWBGT値測定器を準備する。なお，作業場所によってWBGT値が大きく異なることもあるため，持ち運びのできるものを準備し，既存のものについてはその機能を点検する。

2) 作業計画の策定

- WBGT値に応じて作業を中止すること，休憩時間を十分に確保すること，熱への順化期間を設けること等をあらかじめ見積もり，余裕を持った作業計画を事前に検討し，策定する。

3) 設備対策の検討，休憩場所の確保の検討
- WBGT値が基準値（第9章Q46 p.156 表2）を超えるおそれのある場所で作業を行うことを予定している場合は，簡易な屋根の設置，通風または冷房設備の設置，ミストシャワー等による散水設備の設置などによって，WBGT値を下げる方法を検討する。また，作業場所の近くに冷房を備えた休憩場所や日陰などの涼しい場所を確保する。

4) 服装等の検討
- 透湿性および通気性のよい服装を準備する。送風機能のある作業服など，身体を冷却する服の着用も検討する。直射日光下で作業が予定されている場合は，通気性のよい帽子やヘルメット等を準備する。

5) 教育研修の実施
- 各級管理者，労働者に対して，熱中症の防止対策についての教育を実施する（第9章Q49 p.164 表1，表2）。

6) 熱中症予防管理者の選任および責任体制の確立
- 作業の管理者であり，教育研修を受講した人など熱中症について十分な知識をもつ人のなかから熱中症予防管理者を選任し，事業場における熱中症予防にかかわる管理体制を整備，確立する。

7) 緊急事態の措置の確認
- 労働者の体調不良時に搬送する病院の把握や緊急時の対応について確認し，労働者に対して周知する。

②キャンペーン期間（5月～9月）

1) WBGT値の把握，評価
- 日本工業規格に適合したWBGT値測定器を使用し，作業場所におけるWBGT値を随時把握する。WBGT値が基準値（第9章Q46 p.156 表2）を超える，または超えるおそれのある場合はWBGT値低減のための作業環境管理をはじめ，作業時間の短縮などの作業管理を実施する。

2) 作業環境管理
- 準備期間に検討したWBGT値の低減対策を行い，休憩場所を設置し，休憩場所には，エアコン，冷水機，製氷機，シャワーなどの身体を冷やすことができる設備を設ける。

3) 作業管理
- 準備期間に検討した作業計画に基づき，WBGT基準値に応じた休憩等を行い，WBGT値を大幅に超える場合は，原則として作業を行わない

こととする。WBGT値を大幅に超える場所で作業を行う場合は，単独での作業を控え，準備期間に検討した作業計画を参考にして，休憩時間を長めに設定し，作業中は心拍数，体温および尿の回数・色等の身体状況，水分および塩分の摂取状況を頻繁に確認する。

- 熱への順化(暑熱順化)の有無が熱中症の発症リスクに大きく影響することから，7日以上かけて熱への曝露時間をしだいに長くする。なお，休暇等のため，熱への曝露が中断すると4日後には顕著な順化の喪失が始まることに留意する。
- 自覚症状の有無にかかわらず，水分および塩分の作業前後の摂取および作業中の定期的な摂取を行い，水分および塩分の摂取を確認するための表の作成，作業中の巡視における確認などによって，摂取の徹底をはかる。
- 準備期間に検討した服，帽子，ヘルメット等を着用する。

4) 健康管理

- 熱中症の発症に影響を及ぼすおそれのある①糖尿病，②高血圧症，③心疾患，④腎不全，⑤精神・神経関係の疾患，⑥広範囲の皮膚疾患，⑦感冒，⑧下痢などの疾患を有する労働者に対しては，医師等の意見をふまえ，配慮を行う。
- 当日の朝食の未摂取，睡眠不足，前日の多量の飲酒，体調不良等が熱中症の発症に影響を与えるおそれがあることについて指導を行い，作業開始前には，これらを含め，労働者の健康状態を確認する。
- 作業中は巡視を頻繁に行い，声をかけるなどして労働者の健康状態を確認する。さらに，熱中症の具体的な症状について，労働者に教育し，労働者自身が早期に気がつくことができるようにし，複数の労働者による作業では，労働者が互いの健康状態を確認するように指導する。
- 労働衛生教育研修については，期間中に機会をとらえて実施し，教育内容(第9章Q49 p.164 **表2**)については，雇い入れ時や新規入場時に加え，日々繰り返し実施する。

5) 異常時の措置

- 少しでも労働者自身や周囲の人が異変を感じた際は，必ずいったん作業を離れ，病院に搬送するなどの措置をとるか，症状に応じて救急隊を要請する。病院に搬送するまでや救急隊が到着するまでの間には，状態に応じて水分や塩分の摂取を行い，効果的な体温の低減措置に努める。

6）熱中症予防管理者の業務

- 熱中症予防管理者は，①WBGT値の低減対策の実施状況の確認，②労働者の暑熱順化の状況の確認，③作業開始時における労働者の体調の確認，④WBGT値の測定結果に応じての作業の中止や中断，⑤職場巡視を行い，労働者の水分や塩分の摂取状況の確認を行う。

③ 重点取組期間（7月）

1）WBGT値の低減効果の再確認
- WBGT値の低減効果を再確認し，必要に応じて追加対策を行う。

2）作業管理の徹底
- 梅雨明け直後は，急激なWBGT値の上昇が想定され，労働者の暑熱順化ができていないことから，WBGT値に応じ，作業の中断，短縮，休憩時間の確保を徹底する。また，水分および塩分の積極的な摂取，熱中症予防管理者によるその確認の徹底をはかる。

3）健康管理
- 当日の朝食の未摂取，睡眠不足，体調不良，前日の多量の飲酒等について，作業開始前に確認し，巡視の頻度を増やす。

4）労働衛生教育
- 重点取組期間中は熱中症のリスクが高まっていることを含め，重点的な教育を行う。

5）異常時の措置
- 少しでも異常を認めたときは，躊躇することなく病院に搬送するか，救急隊を要請する。

- これらの項目については，チェックリストとして，リーフレットに示されている[2]。これを利用し，その項目を確認しつつ設備等を設け，準備・対応していくことで，予防対策の徹底化をはかり，熱中症への早期対応が可能となる。なお，期間中は，表1に示す事項が事業場において特に重点的に取り組む項目となる。
- 2019年度は，これまでの取り組みに加えて，新たにWBGT基準値に応じた休憩時間の目安や，緊急時の早めの搬送などに重点を置いている。

表1　各事業場における重点実施項目

準備期間（4月）
①WBGT値（暑さ指数）計の準備 ②夏期の暑熱環境下における作業計画の策定等 ③緊急時に搬送を行う病院の把握や緊急時の対応の確認
キャンペーン期間（5～9月）
①WBGT値（暑さ指数）の把握・評価 ②作業計画に基づき，WBGT基準値を大幅に超える場合の作業時間の短縮 ③労働者の健康状態の確認
重点取組期間（7月）
①WBGT値低減対策の追加実施 ②水分や塩分摂取の徹底 ③異常時の救急隊への要請

（文献1より作成）

文献

1) 厚生労働省：平成31年「STOP！熱中症 クールワークキャンペーン」実施要綱．
   [https://www.mhlw.go.jp/content/11200000/000485072.pdf]
2) 厚生労働省：「STOP！熱中症 クールワークキャンペーン 平成30年5月～9月 熱中症の予防対策の徹底を図る」．
   [https://www.mhlw.go.jp/file/06-Seisakujouhou-11200000-Roudoukijun-kyoku/leaflet_11.pdf]

― 中村俊介

第10章 患者からのよくある質問

Q53 暑い日の校外活動で熱中症を予防するにはどうしたらよいでしょうか？

A 高温多湿になるほど熱中症の発生リスクは増大します。急激な運動や長時間の運動は避け，こまめな水分補給を心がけましょう。顔面の発赤，多量の発汗，体温上昇が著しいなどの症状がみられる場合は，涼しいところで十分な休息をとるなどの対策が必要です。小児の熱中症のほとんどは軽症ですが，重度の熱中症を発症すると死亡率は高くなり，神経学的後遺症を残すことも少なくありません。保護者だけでなく，学校側にも熱中症は予防することが最も大切であるということを伝え，協力を呼びかけましょう。

- 小児の熱中症における最大の問題点は，"ほとんどが軽症であること"だと筆者は考える。そのため，「熱中症ぐらいで」とか「自分が学生だったころには」などと軽視されてしまい，わずかに起こりうる重篤な症状が見逃され，重症になる児を防ぐことができない状況があると思われる。
- Heatstroke STUDY 2012では以前の調査に比べて重症熱中症の死亡率，後遺症率の低下がみられ，熱中症に対する啓蒙活動や予防への取り組みにより一定の効果を上げていると考えられる[1]。しかし，一方で10代の熱中症の発症数が圧倒的に多い状況が続いていることも事実であり[1]，「小児の熱中症に気をつけよう」と言いながらもどこかで油断しているのではないだろうか。
- 学校には，熱中症はきちんとした知識さえあれば予防可能な病態であることを伝えてもらい，医療者からも専門家として引き続き小児の熱中症の発症を減らすべく，養育者，教職員，医療従事者および養護教員などに熱中症に対する啓発活動を行うことが大切である。
- 具体的には，以下の①〜⑥などである。
  ①高温多湿時は急激な運動や長時間の運動を極力控える
  ②真夏だけでなく梅雨の晴れ間，梅雨明けなど急に暑くなる日も発症する

③顔面の発赤，多量の発汗を認める場合は深部体温が上昇しているため，涼しい環境下で十分な休息を与える
④喉の渇きに応じて適切な水分補給ができるよう心がける
⑤普段から適度な外遊びを奨励し，暑熱順化を促進する
⑥吸湿性・通気性のよい服を着る，過度な厚着を避ける，帽子の着用など適切な服装を選択する

- こうした予防策を学校と保護者が共有し，万全の備えを整えることが望まれる。

文献
1) 日本救急医学会熱中症に関する委員会：日救急医会誌, 2014；25(11)：846-862.

渡辺太郎

第10章　患者からのよくある質問

Q54　熱中症が心配される時期にはどのような服装をすべきですか？

A ➡ 熱中症が心配される暑熱環境では熱や汗が蒸発しやすい服装が望まれます。衣服素材の吸水速乾性，吸湿性，通気性，透湿性および，着衣のデザインや着方などの構成要因の1つである開口条件やフィット性等が影響を与えます。

熱中症予防に寄与する衣服の特性

- 暑熱環境下の熱中症対策では環境要因，人体要因のほか，着衣の熱水分移動特性が重要な役割を果たす（**図1**）。暑熱環境では環境と皮膚温との温度差が小さく発汗が重要な放熱の手段となるため，汗の蒸発による湿性放熱を促進するような服装が望まれる[1]。
- それには繊維の性質だけでなく，糸，布の構成要因や後処理加工などの影響がある。さらに衣服素材だけでなく着衣のデザインの寄与が大きい。

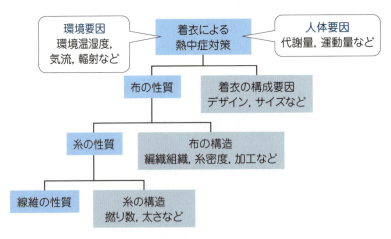

図1　熱中症予防に寄与する着衣等の要因　　　（文献1，p21を引用改変）

衣服素材の特性について

- 日本の夏季の気候は高温多湿なので，それに適応する服装の要件として，素材は汗をよく吸い，軽くて柔らかいだけでなく通気性や伸縮性があり，洗濯耐久性が高いものがよい。
- そのため，一般的に肌着やスポーツウェアは，吸水・吸湿性に優れ，手入れも容易で安価であるという理由から，綿がよいとされてきた。人体からは発汗していなくても不感蒸散（または不感蒸泄）により常に水分が出ているが，綿をはじめとする天然繊維や再生繊維のレーヨンは吸湿性があるため，発汗初期や環境が高湿度であるが発汗に至らない状況などでも衣服内湿度を低下させることができるため，蒸れにくいと考えられている。
- しかし，吸湿性が高いがゆえに繊維内部まで水分を吸収し放湿性に乏しく，一度濡れるとべたつきなどの不快感を引き起こす。さらにそのまま冷環境へ移動すると，濡れた肌着が体温を奪ってしまうというデメリットもある。したがって活動時の汗を大量にかく時の肌着やスポーツウェア素材には吸湿性に優れた綿やレーヨンよりも，汗をかいた後に乾きやすい吸水速乾性の合成繊維が適している。ただし，合成繊維は汗をかいた場合もすぐに乾くが，非常にべたつくという欠点がある。
- こうした理由から，室内で安静に過ごし発汗が少ない高齢者の場合は，吸湿性の高い綿やレーヨンのほうがよい。どの素材もオールマイティということはなく，それぞれの特性を理解し，TPOに応じて賢く使い分けてほしい。
- 以下，暑熱環境時に重要な着衣素材の性能である吸水速乾性と吸湿性について概説する。

① 吸水速乾性[2]

- 布の吸水性の原理は毛細管現象である。繊維自体に吸水性がない合成繊維でも繊維の断面を中空や異形断面にすると表面積が増大し，水を取り込みやすくなり，繊維の極細化により毛細管現象が起きやすくなる。
- また，アルカリ減量加工により表面に微細な凹凸をつけると水分保持性がよくなる。異形断面繊維は中空，Y字型，L字型等の断面のものを合撚した糸で繊維の表面積を増大させ，毛細管現象の効果を増長する。異形断面繊維は小さい孔（ノズル）から押し出した高分子材料をひきのばして

> **アルカリ減量加工**
> ポリエステルが強アルカリ性下で徐々に加水分解されて繊維表面から緩やかに水に溶解している性質を利用し，繊維を20％ほど溶かして細くして，繊維本来の剛直感をなくしてドレープ性のある絹のような風合いを付与する加工[1]。

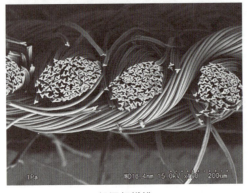
超極細繊維

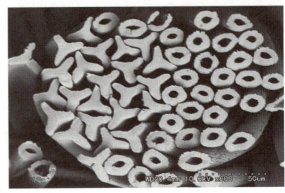
異形断面繊維

図2　吸水速乾性に関わる繊維の断面構造

（文献2より引用）

つくる．ノズルの形を変えると，さまざまな断面形状の繊維が得られる（図2）．
- 超極細繊維化によっても，繊維表面積を増大させ，毛細管現象の効果を増長させられる．糸や布の構造として，肌側に糸密度を粗く，環境側に糸密度を密に配置すると，液体の汗が肌側から環境側に布内を移動し，表面で濡れ広がり，乾燥しやすくなる．布の表面への後加工としてプラズマ放電加工などの表面の親水化も吸水性を高めるために効果的である（図3）．
- 吸水速乾性のポリエステル（PET）に吸湿性合繊（MAS）の混率を変えて混紡し，その混率の異なる3素材（PET100，PET85・MAS15，PET70・MAS30）および綿（COT100）の計4種の糸や編構造，厚さは統一した素材を用い実験を行った結果を図4に示す[4]．吸水速乾素材は，少量の汗でシャツがむら濡れの場合，吸水速乾性PETに対してMASの混率が小さいほど汗が濡れ広がって蒸発面積が大きくなり，綿よりも早く乾く．よって汗をかいた後の後冷え防止に有効である．汗を大量にかく場合，吸水速乾Tシャツは綿の6割の含水量で水切れがよいため同一発汗量なら吸水速乾性素材のほうが早く乾く．

> **プラズマ放電加工**
> 合成繊維の表面にプラズマ放電し，表面をエッチングすることにより，親水性を付与する後加工[3]．

② 吸湿性[4]

- 衣服内気候に着衣素材の吸湿性がどう影響するか発汗サーマルマネキンを用いて（図5a），不感蒸散条件で先に述べた吸水・速乾PETと吸湿合繊（MAS）の混紡割合を変え試作した3素材で比較したところ，MASの混紡割合が高いほど衣服内湿度の低下が大きく，暑熱環境で発汗開始時

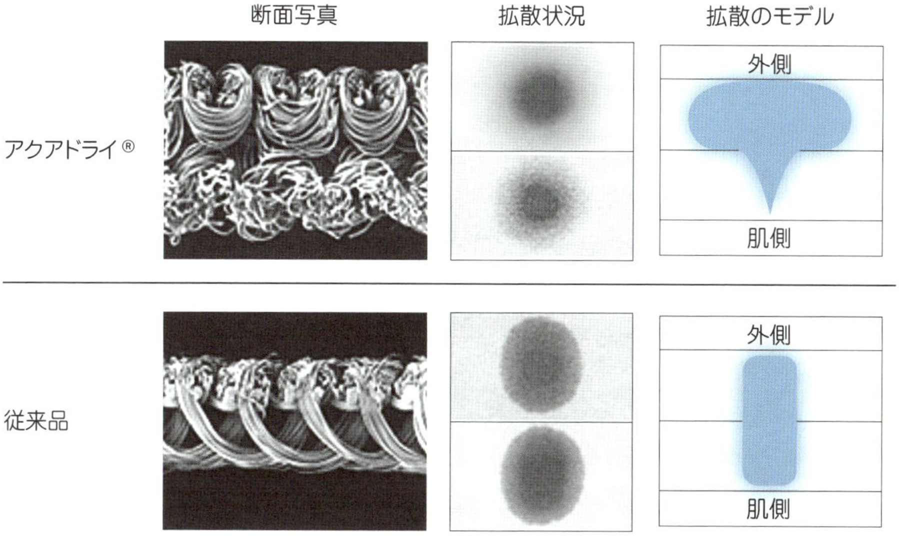

	断面写真	拡散状況	拡散のモデル
アクアドライ®			外側／肌側
従来品			外側／肌側

図3　糸・布の複合構造
肌側に繊維の密度を粗く，外側に繊維を高密度に配置した二層構造の布

（文献2より引用）

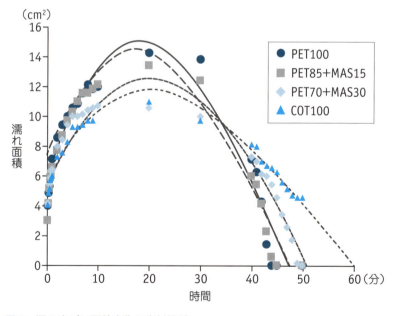

図4　濡れ広がり面積変化の素材比較　　　　（文献4より引用）

には，吸湿性の高い素材ほど衣服内湿度が低下した。
- しかし，発汗が続くといずれの素材でも吸湿できる容量をすぐに超えてしまうため，吸湿による湿度上昇抑制による不快感抑制は望めない（図5）。また，濡れた肌着が皮膚面上で乾燥する過程で吸湿性素材では放湿吸熱

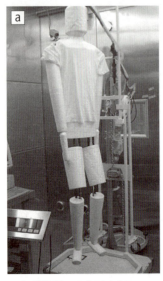
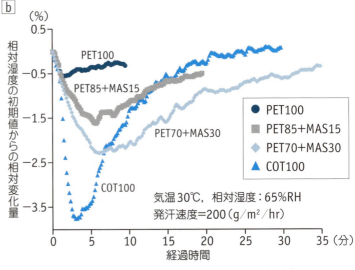

発汗サーマルマネキン　　　　素材の水分率に影響される衣服内湿度の相対変化

図5　発汗マネキン実験で模擬した実験により得られた衣服内湿度の相対変化　　　（文献5より引用）

が起きる。このために運動後，皮膚温・衣服内温度が下がる"後冷え"を起こす不安要素を抱えている。

涼しいデザインと着方

① 衣服のゆとりや開口部が放熱に及ぼす影響

- 人体は体温を一定に保つため，いつも身体から放熱している。この熱で暖められ人体の周りの空気は周りの空気よりも軽いので立った姿勢では人体周りに上昇気流（自然対流）が生じる。このような人体周りの対流が着衣時の保温性に衣服のゆとりが大きい時に影響する（煙突効果という）。襟口や袖口，裾などが開口した衣服の場合，間隙（空気層）が約10mmを超えると着衣内空間で対流が起こり，熱が逃げやすくなる。
- 暑熱環境では，ゆとりの大きい衣服内で対流が生じやすい着衣形態が放熱に有利になる。襟元や裾の開口部を開口し適度なゆとりを設け，空気の流れが起きやすいように工夫すると，煙突効果で上昇気流が生じ涼しくなる。上昇気流の出口である襟元を開けると放熱しやすく，さらに，上下とも開けるとより放熱効果は高くなる（図6）。

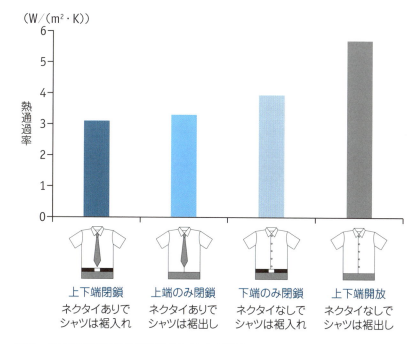

図6 襟や裾の開口条件が放熱性に及ぼす影響　　（文献6より引用）

② ふいご作用

- 環境に風がなくても放熱を促進させるために，人為的に風を起こす行動が日常みられる。たとえば暑い夏の日に運動した直後など，扇子やうちわ，あるいは直接手を使って，衣服の襟元などの開口部付近を扇いだり，パタパタ動かして涼を得ることは，日常よく見かける。
- 歩行時にも手足の動作とともに衣服のリズミカルな動きが生じる。この際，人体と衣服との間に強制的な気流が生じて着衣の放熱性能を高める。これらの現象は「ふいご作用」と呼ばれる。
- 図7はタイトミニとフレアロングのスカートの換気量を比較した結果である。安静時には被覆面積が小さいタイトミニの換気が多いが，歩行時にはフレアスカートのはためきで生じるふいご作用のため，フレアロングスカートのほうが換気を促進し，日射の強い屋外で動き回るときはゆったりとしたフレアロングを着用すると涼しく過ごせる。

◆

- 熱中症予防に寄与する衣服素材の性質として吸水速乾性，吸湿性を，より高次の着衣のデザインや着方などの構成要因として，ゆとりや開口条件などにより生じる煙突効果やふいご作用について概説した。是非，熱

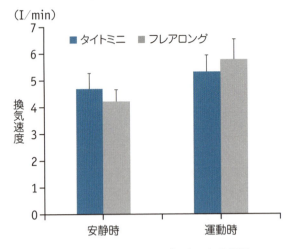

図7 タイトミニとフレアロングスカートの換気
（筆者の計測データ）

中症予防に向けて，日本の風土にかなった温熱的に快適で健康的な衣服の素材と着方を心がけてもらいたい。

文献

1) 間瀬清美, 他：衣生活の科学—テキスタイルから流通マーケットへ. 第2版, アイ・ケイコーポレーション, 2017.
2) 薩本弥生：繊維製品消費科学, 2017；58(1)：26-33.
3) 繊維学会：繊維便覧. 第2版, 繊維学会, 1994：p522
4) 薩本弥生：日臨, 2012；70(6)：1013-1021.
5) 薩本弥生, 他：暑熱環境下の衣服内気候への肌着の吸湿性の効果, 熱物性, 2007；21：200-206.
6) 薩本弥生：熱中症予防に効果的な服装, Geriatric Medicine(老年医学), 2014；52(5)：513-517.

薩本弥生

第10章 患者からのよくある質問

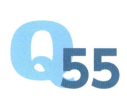 熱中症予防のために乳幼児の服装で気をつけるべきことはありますか？

 体温調節機構が未発達なのでうまく汗が蒸発できず，体温上昇をまねきやすいです。その体温調節に衣服は重要な役割を担っています。乳幼児は自分で適切な判断ができないため，保護者を中心とした周りの支援が重要です。

乳幼児の体温調節機構の特性

- 子どもは汗っかきと言われるが，本当に汗っかきなのだろうか。能動汗腺の数は2歳半以降では成人と同じなので，体が小さいぶん，思春期前の子どもは成人よりも汗腺密度が高いが（3～10倍）1つの汗腺あたりの分泌能は成人よりも低く[1]，発汗能力は低いと考えられる。
- 特に環境温と皮膚温の差が小さく，放熱の手段が汗のみに依存する場合には，汗腺や体温調節中枢の働きが成人と比べて未発達のために，過量の汗をかく割に放熱がうまくいかない。さらに夏の炎天下では太陽光の日射による熱の流入もあるため，しばしば深部体温が上昇してしまう[2]。よって，夏の暑い環境での活動時には，熱中症にならないように特に注意が必要である。
- 満1歳までの乳児期は暑さに対する抵抗力が弱く，体温調節中枢の働きが未発達なため，円滑な調節が行われず，夏は体に熱がたまる"うつ熱"という状態になりやすい特徴がある。しかし，1～3歳児の乳幼児の温熱環境実態調査の結果では[3]，夏季の室温は平均的には室温28℃で乳幼児のいない家庭と大差ない結果である。また，夏季の着衣量は母親が4枚で子どもが2～3枚で子どもが1～2枚少ない傾向である。
- 乳幼児では気温に応じて自分で着脱の判断ができないため周りの大人，特に保護者の援助が必要である。しかし，冷房の使用や子どもの衣服を選択する目安は，保護者の感覚だけに依存しているという現実がある[4]。

子どもの様子や室温，天候なども考慮に入れた，保護者のより適切な衣服の選択が重要な役割を果たす。

夏場の服装の工夫

① 帽子による紫外線・赤外線対策

- 着衣による紫外線対策に関しては，帽子による対策が効果的である。
- 防御効果には帽子の色が影響する。筆者が白と黒の帽子で実験をしたところ，紫外線対策のためには明度が低い黒色の帽子のほうがよいことが確認された。一方，太陽光の輻射熱防止のためには光を反射する白色のほうが，防御効果が高いことがわかった（図1）。帽子の構造も影響し，糸密度が高い詰まった生地ほど紫外線を通しにくい。
- 麦わら帽子は長く夏場の帽子として使用されているが，立体的に編まれており，通気しながら紫外線も日射も防御するので布製の帽子よりも夏場の帽子としては最適である。
- 一方，炎天下では太陽光の放射熱も遮りたい。周知の通り，明度の高い白っぽい服のほうが放射熱は遮りやすい。

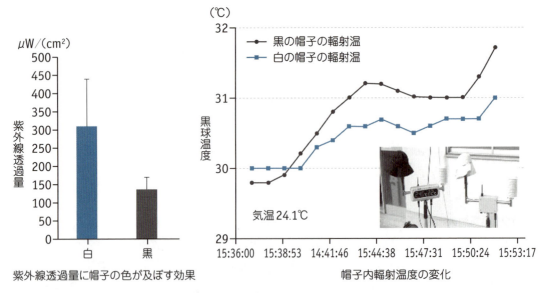

図1　白と黒の帽子を被った時の紫外線透過量と帽子内黒球温度　　　（筆者計測データ）

② 幼児に適した服装

- 夏場はじっとしていても汗をかくので襟元や裾の開口部を開口し，適度なゆとりを設け，空気の流れが生じるように工夫すると煙突効果で上昇気流を生じ，涼しいと感じる。この煙突効果を子ども服に応用すると，襟や裾が開口していて，ゆったりとゆとりのあるTシャツに短パンなど，ワンピースではウエストを絞らない図2のような服装がよい[5]。

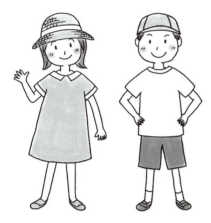

図2　涼しい着方の例

- 幼児は体温調節機構が未発達なのでうまく汗が蒸発できず，無効発汗が多く，体温上昇をまねきやすい。その体温調節に衣服は重要な役割を担っている。乳幼児は自分で適切な判断ができないため，保護者を中心とした周りの支援が重要である。適度な冷房と衣服をうまく活用して快適で健康的な衣生活を心がけて熱中症にならないように見守ってもらいたい。

無効発汗
皮膚全面が完全に濡れた後の多量発汗は体の冷却に有効に作用しないため，無効発汗と言われる[6]。

文献

1) 小川徳雄：人間と生活環境，1996；3(1)：9-14.
2) 井上芳光，他：体温Ⅱ―体温調節システムとその適応，ナップ，2010.
3) 都築和代，他：家政誌，2001；62(5)：429-438.
4) 薩本弥生：チャイルドヘルス，2014；17(1)：16-19.
5) 薩本弥生：学研ぽっけ，2013；11(7)：4-9.
6) 間瀬清美，薩本弥生：新版　衣生活の科学―テキスタイルから流通マーケットへ―（第2版），アイケイ・コーポレーション，2017.

薩本弥生

第10章 患者からのよくある質問

Q56 スポーツ時の熱中症予防にコンプレッションインナーは効果的なのでしょうか？

A → コンプレッションインナーは皮膚からの汗の蒸発を促進し，放熱を促進する冷却効果がメーカーからうたわれていますが，学術的な研究報告はメーカーの主張と一致していないものもあります。筆者の研究では運動後期〜回復期に熱通過率の上昇や衣服内温度の低下が確認されています。

コンプレッションインナーとは

- 最近，野球やフットボールなどのユニフォームの下に身体を圧迫するコンプレッションインナー（図1）を肌に密着して着用することが積極的に導入されている。

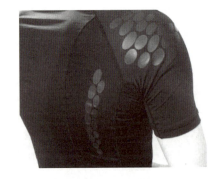

図1　コンプレッションインナー

- コンプレッションインナーのメーカーによると，その役割は，①静脈の血流を促進して筋への血流の伝達を増加させ，血液中の乳酸の蓄積を減らして運動のパフォーマンスを向上させる効果，②皮膚血流を増加させることで皮膚からの汗の蒸発を促進し，放熱を促進する冷却効果，である。コンプレッションインナーが運動時の放熱促進にメーカーの主張通りの効果があれば，運動時の体温上昇による疲労を軽減し運動中のパフォーマンスを下げずにすむため極めて重要である。
- 一方，Parsonsら[1]によると，コンプレッションインナーは密着衣であるため衣服と皮膚の間の換気を減少させ，対流放熱や蒸発放熱を減少させるため熱負荷が増大する可能性がある。さらにTanakaら[2]は皮膚を

圧迫することは発汗速度を減らし，運動中のコア温を上昇させる可能性があると言及している。

野球用コンプレッションインナーの有効性について

- 野球用コンプレッションインナーの有効性について検討した田中と筆者の研究[3]では，発熱平板上での材料実験で比較した濡れ広がり性で，コンプレッションインナーに用いられているポリエステルの吸水速乾素材のほうが綿よりも濡れ広がり，早く乾いた(図2)。ポリエステルのコンプレッションインナーと綿のアンダーウェアのみの着衣実験によると，コンプレッションインナーは発汗効率が高く，体温上昇度も綿素材よりも低く抑えられ，裸体同様の快適性を示した(図3)。
- しかし，実際のチームスポーツを模擬した17℃の中庸環境でホッケー選手が間欠的にshuttle run testを行ったときのコンプレッションインナーの影響に関しては，心拍数，主観的消耗感(RPE)，血流乳酸濃度，発汗速度およびコア温は，コンプレッションインナーの着衣の有無で差がなかったが，皮膚温はコンプレッションインナー着衣時に有意に高くなった。皮膚温の上昇はパフォーマンスに影響する可能性は拭えない[4]。
- 以上，コンプレッションインナーの冷却効果に関しては学術的な研究報告はメーカーの主張と一致しておらず，議論の余地があった。そこで筆者らは，同一素材で3種類のゆとり量の違うコンプレッションインナーウェアを試作し，ゆとり量の違いがどのように温熱的快適性に影響を及

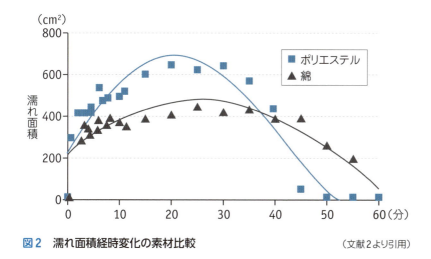

図2　濡れ面積経時変化の素材比較　　　　　　　　（文献2より引用）

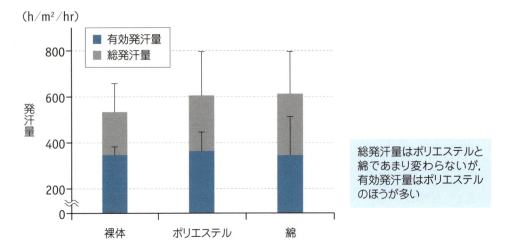

図3 ポリエステルのコンプレッションインナーと綿のアンダーウェア着装による有効発汗量の違い

(文献2より引用)

ぼすのか被験者実験を通して明らかにすることを目的として，同一の吸水速乾性の素材を用いて実験を行った[5]。

- 使用したのは図4に示す市販品の「tight」，市販品よりも少しゆとり量を多く作成した「medium」，さらにゆとり量の多い「loose」である。その結果，運動初期時においてはloose着衣の蒸発熱伝達率，熱通過率（図5）が大きく，衣服内温度が最も下がった。着衣にゆとりがあるため，動作時に着衣の揺動によるふいご作用が生じたことが要因であると考えられる。
- 一方，運動後期および運動後にはtight着用時に熱通過率が上昇し（図5），回復期に衣服内温度が低下した。運動の後半で発汗量が増大し，着衣が汗で濡れると空気が水に置き換わり，布の熱伝導が20倍近くに増大するため，密着していると熱伝導で体熱を奪うのだろう。加えて，汗の濡れ広がりによる蒸発放熱により有効に放熱が行われたためと思われる。

◆

- スポーツ時の熱中症予防に適するスポーツウェアとしてコンプレッションインナーに関する研究事例を紹介し，着衣内でどんな現象が起きているのかを解説した。参考にしてスポーツ時のウェアの選択に活用いただけたら幸いである。

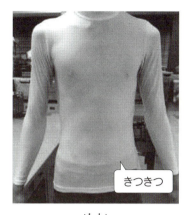
tight

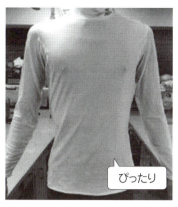
medium

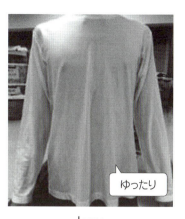
loose

図4 ゆとり量3段階のコンプレッションインナーを着装した様子の比較　　　（文献5より引用）

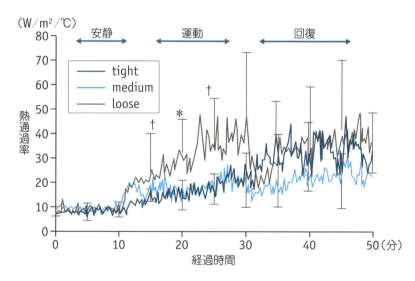

図5 上背部の熱通過率
（*：$p<0.05$，†：$p<0.10$）　　　（文献5より引用）

文 献

1) Parsons K, et al：Ann Occup Hyg, 1999；43(5)：347-352.
2) Tanaka S, et al：Eur J Appl Physiol, 2006；96(4)：471-476.
3) 田中英登, 他：デサントスポーツ科学, 2005；26：181-189.
4) J González-Alonso, et al：J Appl Physiol, 1999；86(3)：1032-1039.
5) 薩本弥生：繊維製品消費科学, 2017；58(1)：26-33.

薩本弥生

第10章 患者からのよくある質問

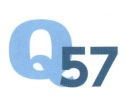 外出中に熱中症と思われる状況に陥った場合に，救急車を呼んでよいのか悩みます

 暑熱環境で体調不良に陥った場合は熱中症の可能性があります。自分自身の場合は冷所で安静にして冷たい水分を補給します。それでもよくならない場合は，#7119などで救急車を呼ぶべきかどうか確認する方法があります。周囲の人の熱中症を疑った場合は声をかけ，意識がしっかりしていなければ救急車を呼びましょう。

意識と自力補水の有無が大きなポイント

- 熱中症の応急処置のフロー（第2章Q9 p.40 図1）が一般の人に最も理解しやすい。
- 患者には，「あなた自身が熱中症になった場合には，自分で涼しい場所に避難しようと試みて，また飲水をしようと試みて，それらが可能であればまだ救急車を呼ぶ必要はありません。自分で熱中症かもしれないと気づいて，それらの行動をとろうと考えたものの行動できないと感じた場合には自分であるいは周囲の人々に救急車を呼んでもらうようにしましょう」と説明するとよい。
- 患者が自分ではなく家族や友人などの場合には，「まずは意識障害，つまり，こちらの問いかけに正しく反応できない場合や完全に眠ってしまっているかのような状態ではただちに救急車を呼ぶ必要があります」と説明する。
- その一方で，「十分にコミュニケーションがとれる場合には，涼しい場所に避難して本人に自力で飲水させます。それで改善するのであれば，医療機関の受診すらする必要がありません。しかし，30分から1時間経っても改善しない場合には医療機関を受診すべきで，その際に歩行不可能であれば救急車を呼んでも構いません」と説明する。
- また，患者が高齢者や幼児などの熱中症弱者で，基礎疾患があったり，

持病などを抱えていて判断に悩む場合には躊躇なく救急車を呼ぶことも加える。一般市民による安易な救急車利用が問題になってはいるが，熱中症は外因疾患であり，早期に適切な対応をすれば改善が十分に期待できる病態なので，そのタイミングを逸しないように注意することも説明するとよい。

〔清水敬樹〕

索引

記号・数字

#7119 *192*
2018年の世界の主な異常気象・気象災害 *32*

欧文

A

ABCアプローチ *78, 83, 152*
AED *78*

B

β遮断薬 *116*
bacteria translocation *83*
BLS *78*

C

CDC（Centers for Disease Control and Prevention） *34*
conduction *2*
convection *2*

D

dehydration *14*
DIC *39, 83*
DKA *43*

E

EuroHEATプロジェクト *34*
evaporation *2*

H

Heatstroke STUDY *6, 11, 18, 42, 45, 64, 93, 107, 145, 176*
Humidex *34*
hyperthermia *4*

J

JAF *121, 122*

O

ORS（oral rehydration solution） *56, 74, 130, 137*
OS-1® *56, 75, 130*

P

PCPS *11*
Purkinje cells *88*

R

radiation *2*
RPE *189*

S

SGLT2阻害薬 *94*
SLE *43*

V

volume depletion *14*

W

WBGT（wet bulb globe temperature） *6, 26, 49, 58, 68, 98, 101, 108, 124, 132, 140, 148, 154, 158, 163, 166, 169, 171*
WBGT熱ストレス指数の基準値表 *27, 156*

和文

あ

アイスパック *81*
アイスプール *79, 81, 83, 84, 91, 152*
アクアライトORS® *56, 131*
アルカリ減量加工 *179*
悪性腫瘍 *14, 113*
暑い環境に出る前の注意事項 *58*
暑さ指数（WBGT） *6, 26, 49, 58, 68, 98, 108, 133, 154*
暑さ指数（WBGT）の算出 *26*

い

意識障害 *36, 39, 45, 53, 71, 72, 76, 78, 80, 83, 86, 88, 93, 161, 192*
異常天候早期警戒情報 *68, 101*

う

梅昆布茶 *57, 99*
運動機能障害 *47, 148*

え

嚥下障害 *45, 88, 103*

お

オーエスワン® *56, 75, 130*
嘔吐 *14, 39, 53, 70, 72, 79, 119, 131, 132, 142, 161, 165*
悪寒 *42, 46*
屋外作業 *106, 154*

か

かくれ脱水　*98*
回復体位　*79*
夏期における熱中症による救急搬送人員数　*68*
夏季のイベントにおける熱中症対策　*101, 141*
覚醒剤　*43, 117*
下肢切断者　*149*
学校現場における熱中症対策　*68*
学校の管理下における熱中症の発生状況　*68*
乾球温度　*26, 125, 133, 155*
環境温度　*48, 107*
環境素因　*111, 114*
感染症　*4, 42, 82, 89, 96, 112*
感冒　*81, 117, 173*

き

気温と相対湿度からの暑さ指数簡易換算表　*49*
気化熱　*2, 26, 59, 70, 84, 111, 116, 119*
危険有害業務　*168*
危険有害要因　*160*
休業補償　*160*
救護所　*80, 141, 152*
吸湿性　*150, 177, 178*
吸水速乾性　*178*
救命救急センター　*37, 64, 80, 83, 152*
凝固障害　*36, 71*
狭心症　*4, 160*
業務上疾病者数　*154*
局所冷却法　*86*
虚脱感　*39, 70, 161*
筋痙攣　*41, 134, 135*
筋肉痛　*36, 39, 41, 70, 161*
筋肉による熱産生　*154*
筋肉の硬直　*70, 161*

く

クーリングマット　*83*
クールビズ　*59, 74*

け

経口補水液　*15, 17, 37, 56, 74, 81, 98, 102, 115, 130, 136, 152*
経口補水療法（ORT）　*130*
経皮的心肺補助　*11, 84*
痙攣　*39, 42, 53, 56, 161*
血圧低下　*15, 45, 93*
血液凝固障害　*71*
血管内冷却　*83, 84, 90*
下痢　*14, 31, 46, 61, 112, 119, 173*
健康診断　*163, 167, 168*
倦怠感　*39, 70*
剣道　*72, 108, 126, 145*

こ

コア温　*189*
コンプレッションインナー　*188*
こむら返り　*41, 70*
抗うつ薬　*94, 116*
口渇　*92, 111, 115, 128, 131, 138*
　――中枢　*107*
高血圧　*94, 106, 111, 114, 116, 166, 173*
抗コリン作用のある薬剤　*116*
高次脳機能障害　*45*
抗精神病薬　*116*
高体温　*2, 39, 42, 45, 70, 77, 80, 84, 88, 90, 119, 149, 161*
抗てんかん薬　*116*
広範囲の皮膚疾患　*166, 173*
抗不整脈薬　*94, 116*
高齢者に起こりうる阻害要因　*93*

さ

作業を管理する者向けの労働衛生教育　*164*
錯乱　*134*
産業医　*167*

し

ジェルパッド式体外冷却　*84*
湿球黒球温度　*6, 26, 49, 58, 98, 101, 124, 154*
重症熱中症　*9, 37, 46, 83, 137, 176*
障害者　*9, 148*
蒸散冷却法　*74, 80, 83, 84, 86, 91, 152*
小児と大人の暑熱環境での体温上昇　*120*
小脳失調　*45*

小脳性運動失調 *88*
暑熱順化 *27, 60, 62, 98, 134, 139, 143, 153, 163, 167, 173, 177*
神経学的後遺症 *47, 176*
心疾患 *19, 45, 93, 102, 106, 111, 117, 166, 173*
腎疾患 *102, 111, 115*
腎障害 *39, 71*
身体作業強度等に応じたWBGT基準値 *30*
浸透圧利尿 *103, 111, 166*
心不全 *102, 112, 114, 116, 166*
腎不全 *41, 112, 114, 166, 173*
深部体温 *2, 36, 42, 45, 54, 62, 81, 88, 113, 137, 177, 185*
　——閾値 *63*

す
スポーツの種類別の重症度別熱中症発生数 *109*
スポーツと来院時重症度 *109, 146*
スポーツドリンク *15, 17, 56, 74, 103, 136*
スポーツにおける年齢層別，男女別の熱中症発生数 *108*
スポーツによるリスクと好発時期 *107*
頭痛 *39, 46, 70, 132, 161*

せ
生活習慣病 *114*

そ
臓器虚血 *4, 15, 111*
相対湿度 *49, 154*

た
体温調節 *2, 58, 62, 92, 137, 149, 154, 161, 185*
　——異常症 *42*
　——機能 *107, 111, 114, 123, 137, 148*
　——機能を低下させる薬剤 *116*
　——中枢 *4, 116, 185*
体外循環による体温管理 *84*
体外冷却 *84*
体内冷却 *84*
多臓器障害 *45, 136*
多臓器不全 *10, 39, 71*
脱順化 *62*

ち
致死性不整脈 *12*
中心静脈留置型カテーテル *90*

て
電解質 *13, 41, 51, 56, 75, 112, 130, 137*

と
トリアージ *80, 152*
糖尿病 *19, 43, 94, 103, 106, 111, 114, 166, 173*

に
日常生活における熱中症予防指針 *27, 110*
日本救急医学会 *6, 11, 18, 21, 36, 42, 45, 64, 70, 93, 99, 113, 132*
日本スポーツ協会 *27, 59, 110, 124*
日本生気象学会 *26, 49, 59, 110*
乳児の水分補給 *130*
乳幼児の熱中症対策 *122*
認知症 *43, 94, 98, 102, 106, 111*

ね
寝たきり *106, 112*
熱ストレスの評価 *26, 155*
熱中症環境保健マニュアル *54, 76, 101, 123*
熱中症患者救急車搬送数 *8*
熱中症患者即日登録制度 *23*
熱中症患者の発生率 *27*
熱中症死亡数の年次推移 *10*
熱中症弱者 *34, 36, 94, 106, 111, 133, 192*
熱中症情報：救急搬送状況 *21*
熱中症診療ガイドライン *45, 99*
熱中症ゼロへ（プロジェクト）*52, 105*
熱中症と解熱剤 *82*
熱中症における長期的な影響 *47*
熱中症入院患者等発生情報 *22, 101*
熱中症により死亡した高齢者の割合と人数 *92*
熱中症の応急処置 *40*
熱中症の定義 *43*
熱中症予防運動指針 *27, 110, 125, 133*
熱中症予防の食生活 *51*
熱中症リスク群 *114*
熱中症のリスクファクター *106*

は

パーキンソン病治療薬　*94, 116*
発汗開始閾値温　*61, 99*
発汗機能　*62, 118, 148*
発汗障害　*116, 166*
発熱　*4, 14, 61, 81, 89, 112, 119*
　　──体　*140, 158*

ひ

ヒートアイランド　*141, 154*
皮膚血管拡張　*58, 62, 136*
肥満　*61, 106, 113*
氷嚢　*81, 86, 126*
非労作性（古典的）熱中症　*10, 14, 42, 45, 92, 96, 106, 126*
頻尿治療薬　*94, 116*

ふ

プール水温と発汗量の関係　*128*
プラズマ放電加工　*180*
プルキンエ細胞　*88*
ふいご作用　*150, 183, 190*
不可逆的な循環不全　*11*
不感蒸泄　*13, 52, 102, 179*
輻射熱　*6, 27, 31, 49, 108, 119, 124, 150, 154, 158, 168, 186*

ほ

帽子　*95, 122, 150, 156, 172, 177, 186*
放射熱　*49, 66, 186*
放熱　*2, 27, 111, 116, 118, 126, 151, 158, 164, 178, 185, 188*
保健室　*80*

み

水中毒　*53*

め

めまい　*39, 41, 70, 132, 161*

り

陸上競技　*108, 144*
利尿薬　*46, 93, 96, 112, 116, 166*

れ

冷房の設定温度　*48, 74*

ろ

労災　*160*
労作性熱中症　*9, 10, 14, 18, 26, 42, 106, 126*
　　──と非労作性（古典的）熱中症の比較　*107*
労働安全衛生法　*161, 168*
労働衛生教育　*154, 163, 173*
労働基準法　*160, 168*
労働契約法　*168*
労働現場での熱中症　*163, 166*
労働災害における熱中症による死亡者数　*166*
　　──と作業開始からの経過日数　*159*
労働者の熱中症　*9, 154, 163*
労働に関する指針──WBGT熱ストレス指数の基準値表　*156*

編著 **三宅康史** Yasufumi Miyake
帝京大学医学部 救急医学講座 教授
帝京大学医学部附属病院 高度救命救急センター長

1985年 3月 東京医科歯科大学医学部医学科 卒業
       4月 東京大学医学部附属病院救急部 入局
1986年 1月 公立昭和病院 脳神経外科／救命救急センター（ICU）／外科
1992年 6月 同医長
1996年10月 昭和大学医学部救急医学／昭和大学病院救急救命センター助手
2000年 4月 さいたま赤十字病院救命救急センター長／集中治療部長
2003年 5月 昭和大学医学部救急医学准教授
2011年 4月 昭和大学病院救急救命センター長／救急医学科診療科長
2012年10月 同教授
2016年 8月 より現職

医療者のための
熱中症対策 Q&A

定価（本体4,500円+税）
2019年 6月15日 第1版

編著者　三宅康史
発行者　梅澤俊彦
発行所　日本医事新報社　www.jmedj.co.jp
　　　　〒101-8718　東京都千代田区神田駿河台2-9
　　　　電話（販売）03-3292-1555　（編集）03-3292-1557
　　　　振替口座　00100-3-25171
印　刷　加藤文明社

© Yasufumi Miyake 2019 Printed in Japan
ISBN978-4-7849-5586-2　C3047　¥4500E

• 本書の複製権・翻訳権・上映権・譲渡権・公衆送信権（送信可能化権を含む）は
（株）日本医事新報社が保有します。

JCOPY 〈（社）出版者著作権管理機構 委託出版物〉
本書の無断複写は著作権法上での例外を除き禁じられています。複写される場合は，
そのつど事前に，（社）出版者著作権管理機構（電話 03-3513-6969，FAX 03-3513-6979，
e-mail:info@jcopy.or.jp）の許諾を得てください。

電子版のご利用方法

巻末の袋とじに記載されたシリアルナンバーで，本書の電子版を利用することができます。

手順①：日本医事新報社Webサイトにて会員登録（無料）をお願い致します。
（既に会員登録をしている方は手順②へ）

日本医事新報社Webサイトの「Web医事新報かんたん登録ガイド」でより詳細な手順をご覧頂けます。
www.jmedj.co.jp/files/news/20180702_guide.pdf

手順②：登録後「マイページ」に移動してください。
www.jmedj.co.jp/mypage/

「マイページ」

マイページ中段の「電子コンテンツ」より
電子版を利用したい書籍を選び，
右にある「SN登録・確認」ボタン（赤いボタン）をクリック

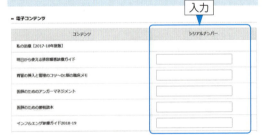

表示された「電子コンテンツ」欄の該当する書名の
右枠にシリアルナンバーを入力

下部の「確認画面へ」をクリック

「変更する」をクリック

会員登録（無料）の手順

1 日本医事新報社Webサイト（www.jmedj.co.jp）右上の「会員登録」をクリックしてください。

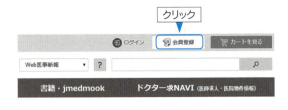

2 サイト利用規約をご確認の上（1）「同意する」にチェックを入れ，（2）「会員登録する」をクリックしてください。

3 （1）ご登録用のメールアドレスを入力し，（2）「送信」をクリックしてください。登録したメールアドレスに確認メールが届きます。

4 確認メールに示されたURL（Webサイトのアドレス）をクリックしてください。

5 会員本登録の画面が開きますので，新規の方は一番下の「会員登録」をクリックしてください。

6 会員情報入力の画面が開きますので，（1）必要事項を入力し（2）「（サイト利用規約に）同意する」にチェックを入れ，（3）「確認画面へ」をクリックしてください。

7 会員情報確認の画面で入力した情報に誤りがないかご確認の上，「登録する」をクリックしてください。